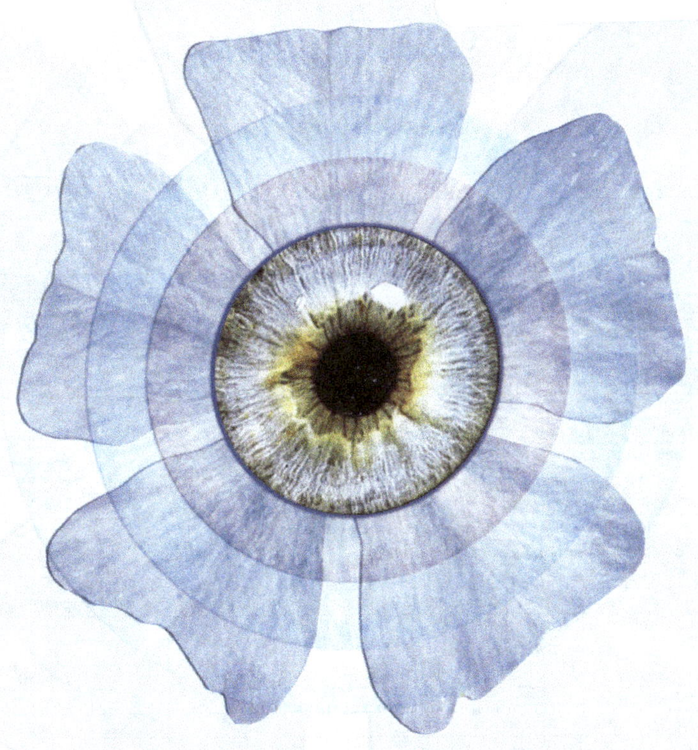

CURSO DE IRIDOLOGIA
COMPORTAMENTAL
MÉTODO RAYID

MARCIA JASBINSCHEK

CURSO DE IRIDOLOGIA COMPORTAMENTAL MÉTODO RAYID | ÍNDICE

1- INTRODUÇÃO:

A ÍRIS É A RETRATAÇÃO DO UNIVERSO.
QUANTO MAIS SE CONHECER A RESPEITO DO UNIVERSO,
MAIOR APLICABILIDADE SE ENCONTRARÁ NO ESTUDO DA ÍRIS.
Celso Battello

Cada um de nós é um holograma de luz. Holograma este que reproduz exatamente a própria essência do indivíduo em diversos níveis e dimensões e que muda de forma em cada dimensão que penetra.

Os olhos recebem e enviam luz. É através dos olhos que se pode ver a vida à nossa volta e através deles que se pode conhecer a própria vida interior.

A individualidade do ser se expressa em diversas áreas do corpo; como na sola dos pés, nas palmas das mãos, na gota de sangue, na orelha, na íris.

Os olhos transmitem mensagens silenciosas, atitudes e ideias. Eles são a extensão do cérebro, eles são considerados "o espelho da alma". A íris reflete a personalidade, o caráter e o verdadeiro estado de saúde e pré-disposições.

É preciso que se veja o indivíduo como um todo de uma forma holística, como um ser integral, indivisível, considerando a inter-relação e a interdependência não só das diversas partes do corpo, mas também entre o corpo e a mente.

Através dos olhos pode-se fazer a leitura do indivíduo coletando dados físicos e psíquicos fornecendo condições favoráveis para se elaborar um trabalho terapêutico.

No Ocidente vem surgindo um novo despertar na Consciência Coletiva em que algumas vozes vêm propagando as terapias alternativas e holísticas como tratamento de cura e equilíbrio. Estas técnicas já utilizadas há milênios no Oriente, hoje estão sendo reconhecidas pelos ocidentais. Elas se interligam e chamam a atenção para a necessidade da visão do ser humano como um todo, tratando do corpo físico, mental e espiritual simultaneamente. A esperança é de um dia somarmos os conhecimentos de todas as áreas à medicina tradicional. É necessário que esta fusão de conhecimentos seja expandida e que médicos e terapeutas percebam o paciente na sua totalidade de sentidos, emoções, sintomas, temperamento e personalidade, considerando as condições sociais nas quais o indivíduo está vivendo, e nas que viveu no passado para que estas possam ser alteradas no futuro.

Os olhos são a extensão do próprio cérebro.

Fig. 1

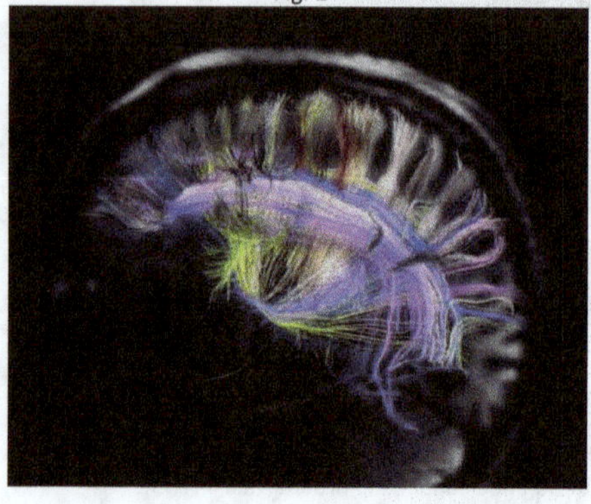

E o cérebro é um fantástico computador composto de 10 bilhões de neurônios, tendo cada um mais de 25 000 possibilidades de comunicação com as células vizinhas. As células comunicam-se umas com as outras. E cada neurônio é um verdadeiro laboratório químico.

Fig. 2

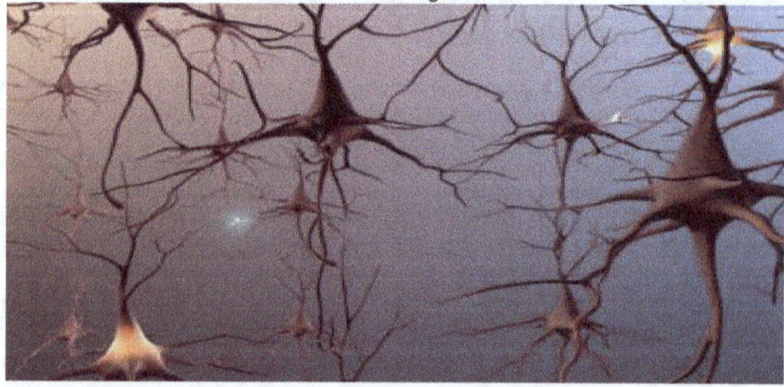

O sentido da visão se processa através dos olhos. E é através deste que o Sistema Nervoso Central recebe a informação, integra e faz a interpretação dos estímulos luminosos.

A visão funciona assim: a luz que chega ao olho atravessa a córnea, o humor aquoso e a pupila, e chega ao cristalino, que direciona os raios de luz até a retina, onde se forma uma imagem invertida do objeto focalizado. Entram então em ação as células receptoras, ou seja, os cones e os bastonetes, que enviam impulsos nervosos ao nervo óptico, *que por sua vez os envia ao cérebro*.

A imagem que chega ao cérebro é então interpretada, de modo que a imagem, antes invertida, seja vista na posição correta.

Fig. 3

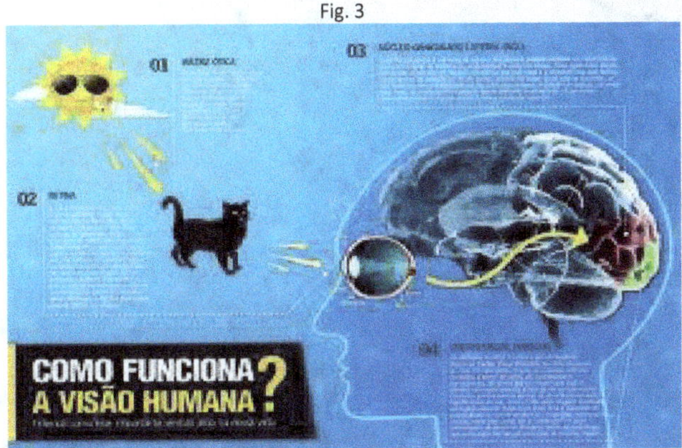

Os olhos estão intimamente ligados ao Sistema Nervoso Autônomo, que se divide em **Simpático e Parassimpático.**

O Sistema Nervoso Autônomo Simpático (SNAs) é responsável pela estimulação de ações orgânicas que permite que o organismo responda às situações de estresse, colocando-o em alerta, ora excitando determinados órgãos e vísceras, ora relaxando, conforme o caso. Por exemplo, a aceleração dos batimentos cardíacos e a **dilatação pupilar**.

E o **Sistema Nervoso Autônomo Parassimpático (SNAp)** é responsável pela estimulação de ações orgânicas que coloquem esse organismo em situação de repouso e calma, como a desaceleração dos batimentos cardíacos e a **contração pupilar**.

O Sistema Nervoso Autônomo (SNA) integra as reações físicas com as psíquicas. E ele acha-se topograficamente representado no Colarete ou Banda do SNA.

No **Modelo Rayid**, o colarete recebe o nome de **Anel de Expressão**. E este, de acordo com a localização, regularidade de sua forma, ou mesmo com a sua ausência na íris, associado a outros fatores vão determinar o perfil psico-energético do indivíduo. Eu me refiro a uma característica a qual vamos estudar mais tarde, que é a Introversão, a Extroversão e a Normoversão.

A íris é a parte dos olhos que circunda a pupila, composta por milhares de estruturas nervosas altamente diferenciadas. Ela pode ser representada desta maneira:

Fig.4

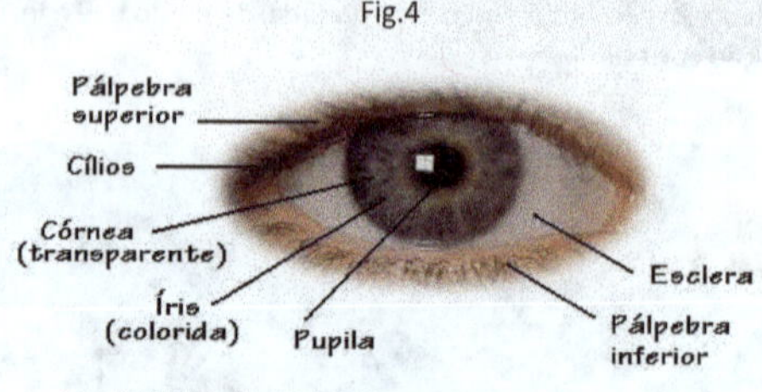

Cabe informar que não existe uma íris igual à outra, nem mesmo a nossa. A direita é diferente da esquerda.

Conjunto óptico para Iridologia acoplável em câmeras digitais e smartphones.
Fig. 5

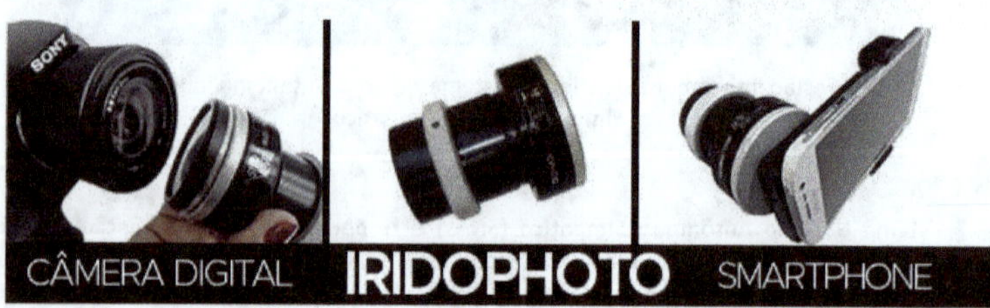

2- <u>A VIDA E OBRA DE DENNY JOHNSON</u>

Na década de 1970, um americano chamado Denny Johnson criou e desenvolveu um método de interpretação dos sinais encontrados na íris, o qual denominou Modelo Rayid.

Fig.6

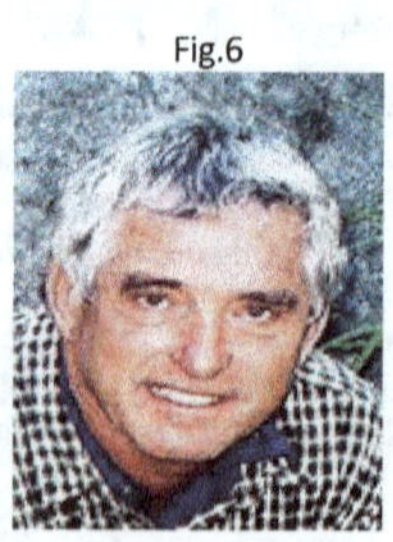

Seu nome ficou conhecido como criador do Modelo Rayid, mas ele não era um Iridólogo como muitos pensam. Denny Johnson era um pesquisador, estudioso das personalidades e do comportamento humano, escritor e professor internacional. E paralelamente cultivava alimentos orgânicos nas montanhas do Sudoeste do Colorado.

Nas suas pesquisas descobriu que determinadas alterações no estroma iridiano eram compatíveis com alguns tipos básicos das personalidades.

E que os olhos fazem mais do que receber e reagir à luz. Eles enviam luz.

Em função dessa pesquisa, o até então leigo, Denny Johnson recebeu a condecoração de Doutor quando desenvolveu o Modelo Rayid. Ele foi reconhecido não só por Hester Lewis, professor de Psiquiatria da Harward Medical School, como também pelo cientista Richard A. Wullaert, da California, dentre outros.

Denny Johnson fundou a Unitree Foundation (que forma professores no método Rayid) e o Global Gratitude (movimento que harmoniza famílias no mundo inteiro). Ele ministra cursos e seminários ao redor do mundo em países como Austrália, Espanha, Alemanha, Brasil e Suécia. Na Universidade de Estocolmo, Suécia, as suas pesquisas vêm sendo estudadas e comprovadas através de testes psicológicos que integram novos modelos da ciência.

3- <u>MODELO RAYID E AS ESTRUTURAS BÁSICAS</u>

Como já foi dito anteriormente, as características da íris são únicas, nem mesmo os registros encontrados no olho direito são iguais as do esquerdo. No olho direito encontramos as características de herança paterna, e no olho esquerdo, a herança materna. Pode haver registros de até quatro gerações passadas.

Denny Johnson classificou as personalidades em quatro padrões comportamentais.

- **Gema ou Joia ou Diamante**
- **Flor**
- **Corrente**
- **Agitador ou Ponta de Lança**

PADRÃO GEMA ou JÓIA ou DIAMANTE:

Fig.7

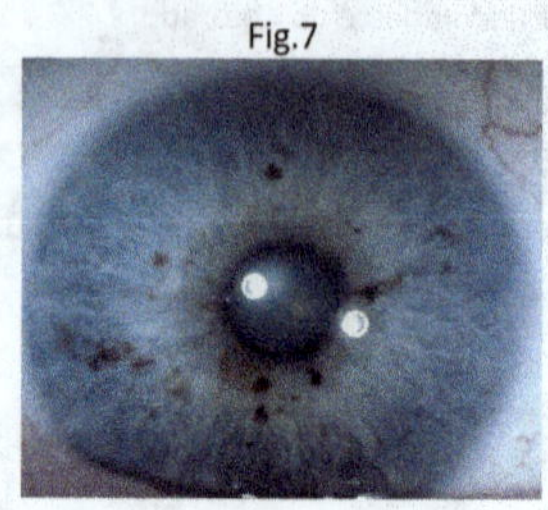
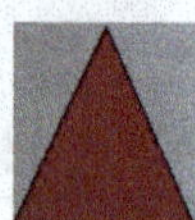

O Padrão Gema ou Jóia ou ainda chamado de Diamante, caracteriza-se na íris pela presença de duas ou mais manchas escuras na mesma íris, ocasionadas pelo acúmulo de pigmentos, podendo formar uma hiperpigmentação. Quanto mais escuras forem as manchas, mais acentuadas são as características desta personalidade.

- Personalidade analítica e previsível. Detestam mudanças bruscas, contratempos, e desorganizações.
- Intelectuais, observadores, perguntam muito, se interessam pelo conhecimento, opinam sobre tudo, boa comunicação verbal. Comunicam-se de maneira clara e precisa. Loquacidade.
- Inconscientemente aprendem melhor através do canal visual.
- Movem-se através do mental, inteligentes, sendo extremamente racionais e rígidos.
- Críticos e muito exigentes consigo mesmo. Muitas vezes se privam dos prazeres para cumprirem suas obrigações.
- Dificuldade em mudar, devido a essa personalidade se formar por compactação, por camadas, como um diamante.
- Às vezes são difíceis de lidar, autoritários, se julgam superiores. Não gostam de perder, empregam sua astúcia intelectiva em vez da força bruta para impor seus argumentos e pontos de vista. Interrompem os demais.
- Perfeccionistas, intolerantes, teimosos, inflexíveis, rígidos, dominadores.
- Emocionalmente controlados, possuem muita sensibilidade interna, inquietos, ansiosos e com dificuldade de expressar suas emoções.
- Capacidade inata para dirigir, comandar e controlar empresas, grupos e pessoas.
- Poupam energia. Sua energia é deslocada para os centros da garganta e cabeça. Por isso costumam sofrer de dores de cabeça.
- Depleção de energia (perda de energia) no estômago e intestinos.
- Seu maior aprendizado é **aceitar o seu lado emocional** que é mutável, inexplicável, imprevisível, incoerente para o racional, tornando-se difícil de ser aceito e absorvido para esta personalidade.

SUGESTÕES DE NUTRIÇÃO PARA
AUXILIAR UM PADRÃO GEMA

A personalidade **Gema** vive sob um padrão muito denso precisando se soltar mais, precisa aprender a relaxar, e em função disso, necessita de uma alimentação que a torne mais leve.

Recomendação: comer frutas frescas, secas, oleaginosas, sucos de frutas e de clorofila (couve, agrião, espinafre, talo de cenoura e de beterraba), verduras cruas, cozidas e sopas. Cereais integrais, como arroz, aveia, trigo, e leguminosas frescas também são aconselhados para esta personalidade.

Esta pessoa deve evitar alimentos gordurosos, carnes, mesmo as brancas, café, chocolate e alimentos industrializados porque contém um alto teor de toxinas, aditivos e estimulantes.

PROCEDIMENTOS RECOMENDÁVEIS PARA
AUXILIAR UM TIPO GEMA

. **Hidroterapia** – por ser uma pessoa com tendência à rigidez, o exercício dentro d' água vai ativar a sua circulação e relaxar a musculatura.

. **Dança** – auxilia a se conectar com seu lado emocional e a soltar seu mecanismo rígido. Aquieta a mente e ativa o corpo deixando seus sentimentos fluírem.

. **Natação** – ativa a circulação e auxilia o equilíbrio do corpo emocional.

. **Limpeza em seus armários** – por ser uma personalidade que não gosta de se expor, porque tem medo de ser criticada, fica presa, contida, segura, não consegue se abrir mesmo para as pessoas mais próximas. Por isso é recomendável que regularmente faça uma limpeza nos seus armários, se desfazendo de roupas, bijuterias, papéis, fotografias, cartas, etc, que não use mais. Doe, queime, jogue no lixo, liberte-se do que não tem mais utilidade para você. Desta forma estará se libertando de energias retidas. Ao deixar espaço livre nos seus armários, você estará deixando esses espaços abertos permitindo que novos objetos, bem como novas energias cheguem. Sua vida se abrirá para acordos, empates e mudanças.

. **Meditação** – para relaxar e descansar a mente. Para auxiliar no trabalho de conexão com os sentimentos e com as emoções. A meditação para a personalidade Gema inicialmente pode ser um pouco difícil, por ser altamente intelectiva e racional. Se houver resistência neste sentido, sugiro a Contemplação da natureza por 20 minutos ao dia.

. **Yoga** – pelos mesmos motivos anteriores para relaxar a mente; trabalha o corpo físico e o emocional, e ativa a circulação sanguínea.

. **Homeopatia, Acupuntura, Cristalterapia** – também são bem indicados, mas vai depender da aceitação e compreensão do paciente para serem ministrados. Porque o Gema só faz algo se estiver convencido da sua importância.

PADRÃO FLOR:

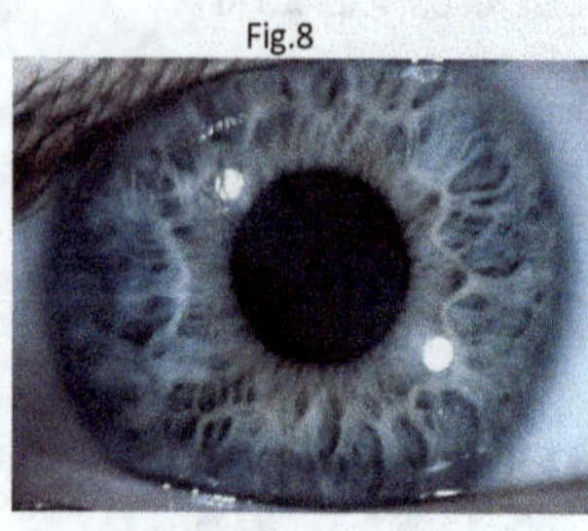

Fig.8

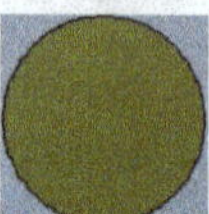

O Padrão Flor caracteriza-se pela abertura das fibras da íris que delimita uma ou mais áreas fechadas, como se fossem pétalas de uma flor. Quanto mais exuberantes forem essas pétalas, mais reforça o temperamento emocional dessa pessoa.

Apresentam um visual bonito e chamativo, difícil de não serem notados, pois quando chegam num ambiente, atraem logo a atenção das pessoas. Por isso são os tipos preferidos pelos profissionais de propaganda e marketing para divulgarem seus produtos.

Psíquica e mentalmente são dispersos e necessitam aprender a focalizar e desenvolver o raciocínio lógico. Aprendem mais facilmente auditivamente, por isso sentem-se atraídos pelo tipo Jóia por este ser verbal e analítico. O Kumon e outros métodos afins podem ser interessantes para esses indivíduos.

- Personalidade emocional, espontânea, expansiva, alegre e aberta.
- Criativos, gostam de música e de artes em geral.
- Possuem muita sensibilidade na pele.
- Comunicam-se melhor através de gestos e figuras.
- Inconscientemente aprendem melhor pelo canal auditivo.
- Zangam-se com facilidade. Reagem com raiva e depressão quando estão desequilibrados.
- Drenam muita energia devido à intensidade com que vivem suas emoções.
- É comum serem artistas, inventores e escritores.
- Sensibilidade, criatividade, beleza, leveza, sensualidade, imaginação e capacidade de sonhar, são as suas principais qualidades.
- Encantamento, alegria e fantasia não lhes faltam. Basta a sua presença para que o ambiente se torne menos denso. Mesmo calados irradiam uma poderosa energia que tem a capacidade de dispersar tristezas, melancolias, dores e desarmonias.
- Desgaste energético. Perdem energia para o meio.
- Depleção de energia na garganta e na cabeça e a sua energia é deslocada para o plexo solar.
- Essas pessoas não gostam de discussões, nem de competições, pois o mundo lhes é muito pesado.

- O trabalho mental e intelectivo intenso os cansa demasiadamente ficando completamente desenergizados. Perdem energia com facilidade se tiverem que fazer muitas coisas num mesmo dia, acabando por não fazer nenhuma delas.
- Fogem, prefere largar tudo, ir embora a ter que permanecer vivenciando momentos difíceis e desgastantes.
- Seu maior aprendizado é **materializar os seus sonhos e ideias,** prefere permanecer no seu próprio mundo, em suas fantasias a ter que se submeter ao trabalho árduo, cansaço mental e físico sem nenhum prazer. Podendo até a adoecer para se proteger da dor.

SUGESTÕES DE NUTRIÇÃO PARA AUXILIAR UM TIPO FLOR

O tipo Flor só procura auxílio quando o seu sonho termina e tem que se conectar de qualquer forma com a dura e triste realidade.

O primeiro e mais importante passo é conscientizá-lo do que está acontecendo e posiciona-lo, pois normalmente se encontra bastante perdido neste novo mundo.

Nestas ocasiões a alimentação é fundamental, precisa de alimentos energizantes e fortificantes. Tem tendência à anemia, tonturas, queda de pressão, zumbidos, enjoos, e fraquezas de uma forma geral.

As raízes como o aipim, inhame, nabo, beterraba são recomendadas, pois além de fortificantes, crescem para a terra, puxando a energia para baixo, para o solo, que é o que essas pessoas estão precisando nessa nova fase.

As sementes como gergelim e abóbora também são fortificantes. Basta uma colher de chá no almoço e uma no jantar de cada.

A folha do aipim seca e triturada na quantidade de uma colher de chá durante as refeições é um excelente tratamento para anemia.

O gengibre, uma raiz poderosamente forte, combate bem os enjoos e náuseas. Pode ser adicionado um pedaço de 2 cm ralado no suco de frutas. Ervilha, lentilha, grão de bico são ricas em ferro e proteínas e devem ser consumidas com arroz integral, que também é bastante energizante.

Iogurte, a coalhada, o mel, o melaço, o leite de soja, a aveia e o germe de trigo podem e devem fazer parte do cardápio diário de uma pessoa com as características Flor.

A carne de soja e o trigo são uma boa complementação para as principais refeições.

Devem ser evitados: alimentos muito condimentados, gordurosos, refinados, enlatados, estimulantes, pois estes tiram a energia da pessoa e não contribuem positivamente para a saúde.

**PROCEDIMENTOS RECOMENDÁVEIS PARA
AUXILIAR UM TIPO FLOR**

. **Pés no Chão –** recomenda-se que sempre coloque a sola dos dois pés no chão, evitando sentar-se de pernas cruzadas, ou com os pés para cima apoiados numa cadeira, para que trabalhe a conexão total com o chão.

. **Musculação –** é excelente porque a maior parte dos exercícios é feito com os pés bem firmados no chão.

. **Lutas Marciais – t**ambém trabalha muito bem a base com os pés no chão, e o equilíbrio é importante para processar as lutas.

. **Sol –** é um grande revigorante, fortificante e revitalizante. Vinte minutos diários, pela manhã, com o mínimo de roupa possível.

. **Alarme –** recomenda-se programar o alarme de um relógio ou de um celular em determinados períodos do dia para chamar a sua atenção para o que está acontecendo ao seu redor, para situá-lo na realidade. No transcorrer de uns dois meses, aproximadamente, mesmos os mais sonhadores, automaticamente se conectarão mais amiúde com a realidade, sem necessitar mais do toque do alarme.

PADRÃO CORRENTE:

Fig. 9

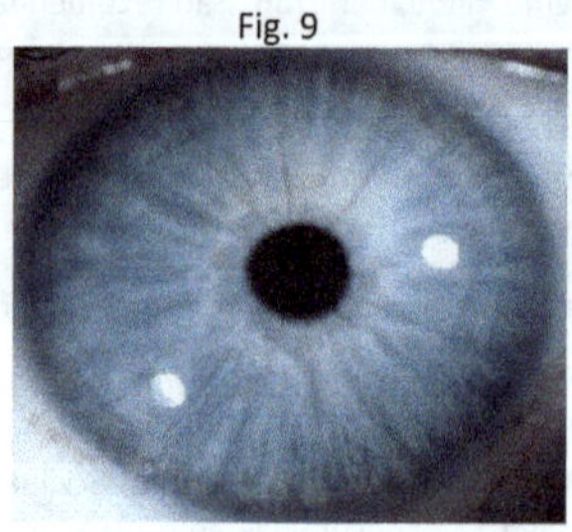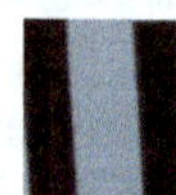

O Padrão Corrente caracteriza-se pelas variações sutis nas fibras da íris que aparecem como raias ou manchas de cor.

- Pertencem a indivíduos que estão sempre alertas, equilibrados, delicados, suaves, agradáveis e quietos.
- São mediadores, portanto estão sempre evitando o conflito, o que propicia uma constante troca de energia.
- Possuem sensibilidade física e emocional bastante apuradas. São verdadeiros radares ambulantes.

- Altamente intuitivos são donos de uma percepção natural que os informa se estão ouvindo verdades ou mentiras, embora muitas vezes eles duvidem de seu próprio insight. Mas nunca se deve duvidar da intuição de um Corrente.
- É comum apresentarem bloqueio emocional gerando insegurança e indecisão.
- Fisicamente são fortes e apresentam um porte atlético. Possuem movimentos rítmicos.
- Têm facilidade para aquietar o corpo, como se manter numa "postura de árvore".
- A sua energia se desloca para os músculos e tecidos, o que os capacita a se tornarem bons atletas.
- Precisam tomar cuidado com problemas circulatórios.
- A depleção de energia neste padrão se localiza nas glândulas e nas vísceras.
- Estão sempre prontos a servir a todos que o cercam, não medem esforços para auxiliar a quem os procuram, seja de dia ou de noite. Sempre achando que poderia ter feito mais, ou melhor.
- Estão sempre empenhados em afastar os males e dar conforto, paz, saúde e alegria aos que os cercam.
- Por se doarem muito eles costumam ficar esgotados energeticamente, e para recuperarem suas forças necessitam do contato com a natureza.
- São indivíduos cinestésicos, que necessitam do toque.
- Inconscientemente aprendem melhor através da experiência e do movimento.
- Profissionalmente se destacam no atletismo, ou em profissões que trabalhem com o corpo (Reiki, Acupuntura, Massagem, Professor de Ginástica), ou que ajudem às pessoas (Assistência Social, Medicina, Enfermagem, Direito). Ou que lidem com a natureza (Biologia, Ecologia, Paisagismo, Botânica, Jardinagem) ou com animais (Veterinária). Ou em qualquer função que dê suporte ao outro, como no Secretariado.
- Seu maior aprendizado é **olhar mais para si e menos para os outros**. Por serem demasiadamente solidários acabam se relegando a um segundo plano.

**SUGESTÕES DE NUTRIÇÃO PARA
PARA AUXILIAR UM PADRÃO CORRENTE**

O **"Corrente"** tende a se alimentar rapidamente, não mastigar o suficiente porque possui um sentido de urgência e isso altera a acidez do seu estômago fazendo com que prejudique a absorção dos alimentos.

Tipicamente não se senta para comer, especialmente **o homem "Corrente"** e é muito importante que dedique mais tempo às refeições. Saiba que essa mudança vai contribuir para a aparência externa do seu corpo.

Esta personalidade tende a negar estar doente, por isso é importante que perceba a necessidade de começar a se ajudar agora, não estando doente, porque depois será muito mais difícil e sofrido.

O **"Corrente"** tende a desequilíbrios inflamatórios, precisa beber mais água e evitar o sal. O que o seu corpo realmente precisa é de alcalinização, o que será provido pela ingestão de sódio contido organicamente nas verduras e nos sucos de frutas frescas. O silício contido nos talos de verduras é também um mineral importante para ele.

Essa personalidade anseia por estímulo, portanto costuma usar café, chá ou nicotina indo na direção daquilo que perpetua a irrigação neurológica. Precisa se libertar de hábitos e alimentos que criam um estado interno de agitação. O café, chocolate, açúcar refinado, carnes vermelhas, refrigerantes, enlatados, são alimentos que aparentemente dão uma energia momentânea, mas que em longo prazo roubam os nutrientes celulares do corpo.

Como é muito sugado energeticamente pelos que o cerca, precisa de uma alimentação que supra essa perda extra.

Por isso **recomendam-se** os cereais integrais, os grãos, as sementes, as frutas e verduras, principalmente as cruas. Estas devem constar diariamente nas principais refeições dessa pessoa.

**PROCEDIMENTOS RECOMENDÁVEIS
PARA AUXILIAR UM CORRENTE**

. **Natureza –** banhos de mar, de rio, caminhadas, admirar o por do sol, fazer trabalhos de jardinagem. É com um contato amiúde com a natureza que ele vai repor o prana necessário e se estruturar energeticamente.

. **Aprender a dizer "NÃO" –** aprenda a dizer NÂO vez por outra ao próximo e SIM só quando for bom para você. Ame-se, valorize-se.

. **Banho Vital –** tem a função de trazer vitalidade. Consiste em embeber um pano em água gelada e passá-lo na região abdominal no sentido horário durante três a quatro minutos. Você pode fazer isso quando se sentir extenuado.

. **Massagens, Do In, Cristalterapia, Homeopatia, Acupuntura –** todas bem orientadas, no sentido de revitalizar, energizar, e aliviar os pontos de tensão e ansiedade.

PADRÃO AGITADOR ou PONTA DE LANÇA:
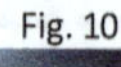
Fig. 10

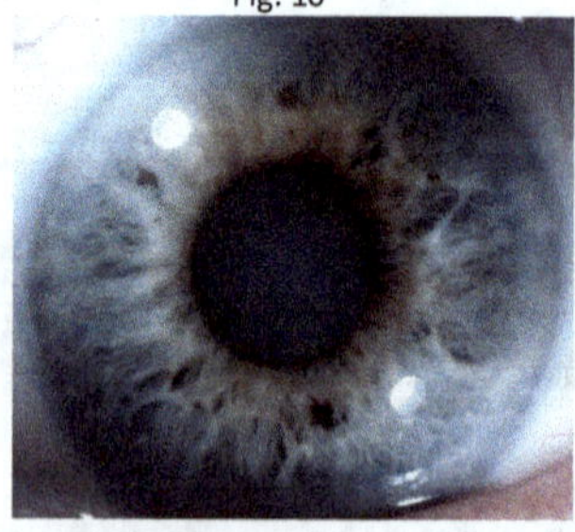

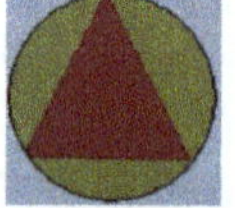

O Padrão Agitador é o somatório do tipo Jóia e do tipo Flor, e traz consigo as características de um e do outro, tanto naquilo que sabe fazer, como no que tem que aprender. De um modo geral, toma decisões mais rapidamente que o Jóia e as mantêm por mais tempo que o Flor.

Os Correntes devem aprender com os Agitadores a se movimentarem, e os Agitadores devem aprender com os Correntes a se aquietarem por meio de técnicas como Yoga, Tai Chi Chuan e outras semelhantes.

- São indivíduos extremistas, é tudo ou nada, é 8 ou 80, é razão ou emoção, podem ser o extremo sucesso ou o extremo fracasso.
- É uma personalidade irrequieta, inquiridora, curiosa e destemida.
- São dinâmicos e motivados. São movidos a desafios.
- São agitados, estão sempre correndo, não sabem esperar, não gostam de se sentirem limitados ou comandados. Mas, têm o poder de fazerem várias coisas ao mesmo tempo, e com maestria.
- Possuem um raciocínio rápido e uma inteligência privilegiada.
- Inconscientemente aprendem melhor no silêncio e na quietude.
- Sua experiência consciente se processa melhor através dos canais visual-verbal.
- Estando desequilibrados podem se tornar insensíveis ou inflexíveis.
- São pessoas entusiasmadas com o que fazem e querem mudanças, criam movimento nas pessoas ao seu redor, levantam a consciência da comunidade, querem salvar o mundo.
- Por serem pioneiros não gostam dos caminhos comuns, pois trazem consigo uma capacidade nata de transformação.
- Destemidos e corajosos, são capazes de enfrentar qualquer coisa para alcançar o que almejam. Girando como uma bola de fogo, ou como uma esfera em movimento, soltando faísca para todos os lados, eles vão passando por cima de qualquer obstáculo. Mas nisso perdem muita energia para o meio, o que se economizada resultaria em benefício, especialmente para o seu Sistema Nervoso.
- Gostam do ar livre, de dança, ginástica, esportes, explorações, e tudo mais que fuja da rotina. Estão sempre em movimento.
- Gostam de se sentir com espaço e liberdade.
- Persuasivos, não aceitam ouvir um "não" como resposta.
- São pessoas dedicadas e leais.
- A sua energia é deslocada para o sistema nervoso. Seus maiores problemas orgânicos são relacionados com o estresse e problemas cardiovasculares (hipertensão).
- A sua maior dificuldade é compreender e absorver os **limites**, sejam eles quais forem.
- Profissionalmente se destacam como pesquisadores, exploradores, motivadores. Sua tarefa é expandir os limites.
- O seu maior aprendizado é pesar, equilibrar, avaliar, dosar e temperar suas ações, seus impulsos e rompantes. **É encontrar o caminho do meio.**

4- ESTRUTURAS COMBINADAS:

PONTA DE LANÇA/GEMA
Fig. 11

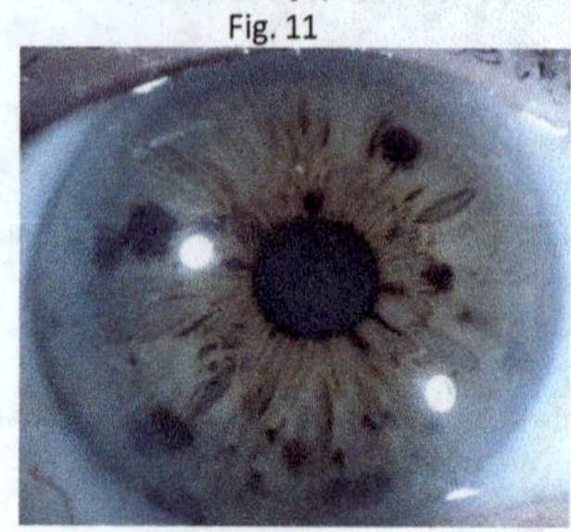

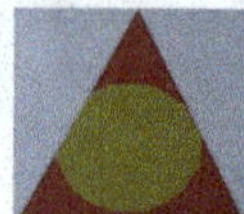

- Tipo extremista, com muitas Gemas.
- Aumentam as suas tendências mentais.
- Características: Individualistas e independentes, muita força de vontade e autoconfiança.
- Líderes, carismáticos, visionários, progressistas.
- Costumam sofrer de estresse e dores de cabeça frequentes.
- **Lições:** aprender a relaxar, deixar que as coisas aconteçam e delegar responsabilidades.

SUGESTÕES DE NUTRIÇÃO PARA AUXILIAR UM TIPO PONTA DE LANÇA / GEMA

Geralmente essa personalidade demora a compreender que deve respeitar os limites. E constantemente trava uma luta entre os objetivos que está querendo atingir e as forças externas que a estão bloqueando, fazendo de tudo para anular essas forças. Com isso gasta muita energia e muitas vezes não consegue atingir o seu intento, sentindo-se frustrada e impotente.

A alimentação é muito importante e deve consistir de nutrientes energéticos de rápida e fácil digestão, pois é uma personalidade que gosta e precisa de muito movimento. As sementes de abóbora e gergelim são fortificantes, basta uma colher de chá de cada no almoço e no jantar.

Devem evitar alimentos gordurosos, pesados de difícil digestão, como as carnes, alimentos refinados, enlatados, industrializados porque contém alto teor de toxinas e aditivos; e estimulantes como café, chá mate ou preto, chocolate e refrigerantes.

Neste caso, por haver mais Gemas do que Flores, esta personalidade recebe forte influência do Padrão Gema que vive de uma forma muito densa, precisando se soltar mais, relaxar, e em função disso surge a necessidade de uma alimentação que a torne mais leve.

Recomendam-se as frutas frescas, secas, oleaginosas, sucos de frutas e de clorofila (couve, agrião, espinafre, talo de cenoura e de beterraba), verduras cruas, cozidas, sopas. Cereais integrais, como arroz, aveia, trigo, e leguminosas frescas também são aconselhados para esta personalidade.

PROCEDIMENTOS RECOMENDÁVEIS PARA AUXILIAR UMA PERSONALIDADE PONTA DE LANÇA / GEMA

. **Atividades ao ar livre –** caminhar, nadar, andar de bicicleta, jogar bola, de preferência variando de atividades, pois esta personalidade não gosta nem de rotina nem de repetições.

. **Sono –** para a personalidade Ponta de Lança, o sono é mais importante até mesmo que a alimentação. Uma noite bem dormida, sem interrupções é fundamental para o seu relaxamento e repouso.

. **Técnicas de relaxamento –** o excesso de movimento é característica dessa personalidade, e isso gera um estado de tensão que tende a se acumular levando essa pessoa ao estresse. Por isso é recomendado a Massagem, Meditação, Cristalterapia, Ioga, Musicoterapia, Tai-chi.

. **Treinar o não fazer –** procurar aquietar-se, sentar-se calmamente e relaxar, tentar parar, cessar os movimentos por alguns minutos diariamente. Essa técnica leva a pessoa à quietude e visa trazer um equilíbrio entre as duas polaridades.

. **Hidroterapia –** por ser uma pessoa presa, com tendência à rigidez, este exercício dentro d água vai ativar a sua circulação e relaxar a musculatura.

. **Dança –** vai auxiliar a se conectar com seu lado emocional e a soltar seu mecanismo rígido. Aquieta a mente e ativa o corpo deixando seus sentimentos fluírem.

. **Natação –** ativa a circulação e auxilia o equilíbrio do corpo emocional.

. **Limpeza em seus armários –** por ser uma personalidade que não gosta de se expor porque tem medo de ser criticada, fica presa, contida, segura, não consegue se abrir mesmo para as pessoas mais próximas. Por isso é recomendável que regularmente faça uma limpeza nos seus armários, desfazendo-se do que não está mais utilizando como roupas, bijuterias, papéis, fotografias, cartas, etc. Doe, queime, jogue no lixo, liberte-se do que não tem mais utilidade. Desta forma estará se libertando de energias retidas. Ao deixar espaço livre nos seus armários, você estará deixando esses espaços abertos permitindo que novos objetos, bem como para novas energias chegarem. Sua vida se abrirá para acordos, empates e mudanças.

. **Meditação –** para relaxar e descansar a mente. Para auxiliar no trabalho de conexão com os sentimentos e com as emoções. A meditação para a personalidade ponta de lança / Gema inicialmente pode ser um pouco difícil, por ser altamente intelectiva e racional. Se houver resistência neste sentido, sugiro a Contemplação da natureza por 20 minutos ao dia.

. **Yoga –** pelos mesmos motivos anteriores, para relaxar a mente; esta trabalha o corpo físico e o emocional, e ativa a circulação.

PONTA DE LANÇA/FLOR

Fig. 12

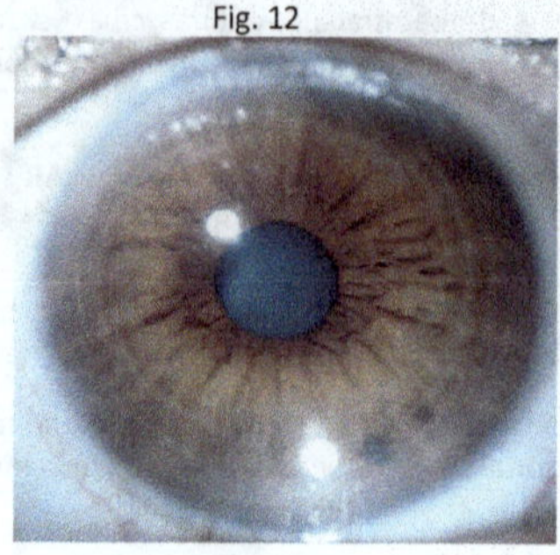

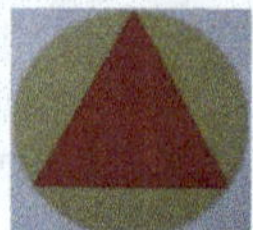

- Tipo extremista, com muitas pétalas.
- Aumentam as suas tendências emocionais.
- Características: radicais, energéticos e imaginativos.
- Excelentes comunicadores.
- **Lição:** direção emocional.

SUGESTÕES SOBRE NUTRIÇÃO PARA AUXILIAR UM "PONTA DE LANÇA/FLOR"

Geralmente essa personalidade demora a compreender que deve respeitar os limites. E constantemente trava uma luta entre os objetivos que está querendo atingir e as forças externas que a estão bloqueando, fazendo de tudo para anular essas forças. Com isso gasta muita energia e muitas vezes não consegue atingir o seu intento, sentindo-se frustrada e impotente.

A alimentação é muito importante e deve consistir de nutrientes energéticos de rápida e fácil digestão, pois é uma personalidade que gosta e precisa de muito movimento. Por outro lado, a influência do Padrão Flor requer alimentos energizantes e fortificantes como o aipim, inhame, nabo, beterraba. As sementes de abóbora e gergelim também são fortificantes, basta uma colher de chá de cada no almoço e no jantar.

As frutas secas e oleaginosas, as verduras e cereais integrais devem ser ingeridas diariamente, bem como o uso do pólen nas principais refeições.

O suco de clorofila (couve, espinafre, talo de beterraba e da cenoura) é bem indicado pela manhã, bem como iogurte, ovos e queijos brancos.

Neste caso, por haver mais Flores do que Gemas, esta personalidade recebe forte influência do Padrão Flor e esse tipo só procura auxílio quando o seu sonho termina e tem que se conectar de qualquer forma com a dura e triste realidade.

O primeiro e mais importante passo é conscientizá-la do que está acontecendo e posiciona-la, pois, normalmente se encontra bastante perdida neste novo mundo.

Tem tendência à anemia, tonturas, queda de pressão, zumbidos, enjoos, e fraquezas de uma forma geral.

As raízes como o aipim, inhame, nabo, beterraba são recomendadas, pois além de fortificantes, crescem para a terra, puxando a energia para baixo, para o solo, que é o que essa personalidade está precisando nessa nova fase.

As sementes como gergelim e abóbora também são fortificantes. Basta uma colher de chá no almoço e uma no jantar de cada.

A folha do aipim seca e triturada na quantidade de uma colher de chá durante as refeições é um excelente tratamento para anemia.

O gengibre, uma raiz poderosamente forte, combate bem os enjoos e náuseas. Pode ser adicionado um pedaço de 2 cm ralado no suco de frutas; ervilha, lentilha, grão de bico, ricas em ferro, proteínas, devem ser consumidas com o arroz integral, que também é bastante energizante.

O iogurte, a coalhada, o mel, o melaço, o leite de soja, a aveia e o germe de trigo podem e devem fazer parte do seu cardápio diário.

A carne de soja e o trigo são uma boa complementação para as principais refeições.

Devem ser evitados: alimentos muito condimentados, gordurosos, refinados, enlatados, estimulantes, pois estes tiram a energia da pessoa sem contribuir com nada positivo.

PROCEDIMENTOS RECOMENDÁVEIS PARA AUXILIAR UM "PONTA DE LANÇA/FLOR"

. **Atividades ao ar livre** – caminhar, patinar, nadar, andar de bicicleta, jogar bola, de preferência variando de atividades, pois não gosta de rotina e repetições.

. **Sol** – agente revigorante, revitalizante, fortificante, muito bem indicado para a personalidade Ponta de Lança/Flor. Com o mínimo de roupa possível protegendo a cabeça. Bastam 20 minutos diários.

. **Sono** – para esta personalidade, o sono é mais importante até mesmo que a alimentação. Uma noite bem dormida, sem interrupções é fundamental para o seu relaxamento e repouso.

. **Alarme** – é interessante ter um relógio com alarme para dar sinal de hora em hora, para chamar a atenção desta personalidade. Isso vai contribuir para prestar atenção no que está acontecendo ao seu redor. Como esta pessoa é sonhadora, constantemente fica fora da realidade e isso vai lhe ajudar a se conectar com o aqui e agora.

. Técnicas de relaxamento – é característica dessa personalidade o excesso de movimento, e isso gera um estado de tensão que tende a se acumular levando essa pessoa ao estresse. Por isso a Massagem, Meditação, Cristalterapia, Ioga, Musicoterapia, Tai-chi são bem indicados a essa personalidade duas a três vezes na semana.

. Lutas marciais – trabalham muito bem a base, os pés no chão, para obter o equilíbrio necessário. Indicado para a influência do Padrão Flor.

. Treinar o não fazer – procurar aquietar-se, sentar-se calmamente e relaxar, tentar parar, cessar os movimentos por alguns minutos diariamente. Essa técnica leva a pessoa à tranquilidade e traz um equilíbrio entre as duas polaridades.

. Homeopatia e acupuntura – da mesma forma que os florais, estão muito bem indicados, porque trata a pessoa como um todo.

CORRENTE/GEMA

Fig. 13

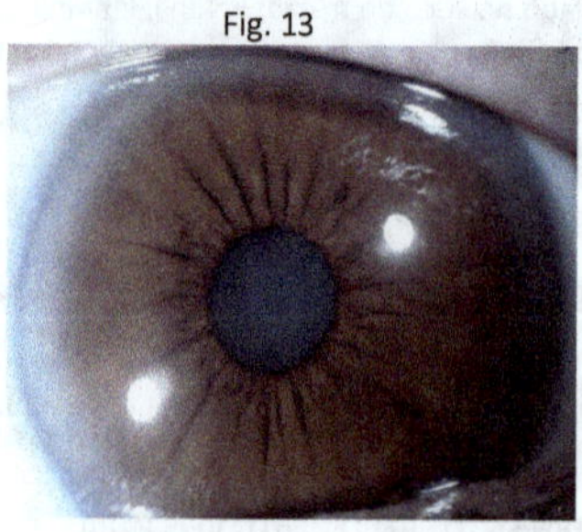

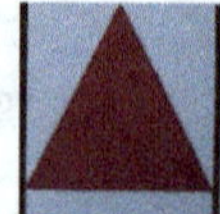

- Tipo sinestésico, com uma ou duas Gemas.
- Aumentam as tendências mentais do Corrente.
- Características: pensamentos claros, alerta, equilibrado e estável.
- Expressão corporal controlada.
- Sentimento de segurança.
- **Lição:** não carregar as cargas dos outros nas suas costas.

CORRENTE/FLOR

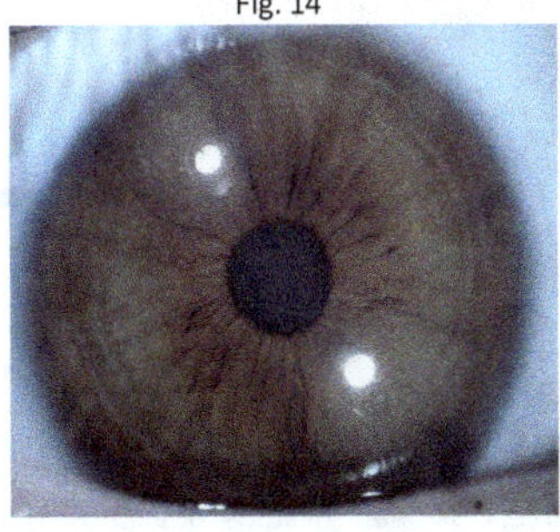

Fig. 14

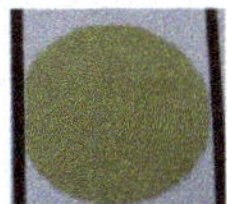

- Tipo sinestésico, com poucas pétalas.
- Aumentam as tendências emocionais do Corrente.
- Características: muita vitalidade física, muita atividade e sofre de desgaste. Responsável e solidário.
- Possui coração aberto e expressa compaixão pelos outros.
- **Lição:** desapego (especialmente por pessoas).

O SUCESSO OU O INSUCESSO ESTÁ NAS SUAS MÃOS

Assuma as rédeas da sua vida

Descubra as potencialidades que existem dentro de você.

1- MODELO RAYID E OS QUATRO ELEMENTOS:
Terra / Fogo / Ar /Água

Podem-se comparar os quatro elementos da natureza, **Terra, Fogo, Ar e Água** aos quatro padrões iridológicos, **Jóia, Flor, Corrente e Agitador.**

As pessoas tipo **Jóia** se assemelham a uma jóia, um cristal, ao elemento **terra**. São densos, cristalizados, difíceis de aceitar mudanças, inflexíveis. Não se moldam a outros padrões que não aqueles nos quais estão inseridos. Excelentes para assentar as bases de um projeto. Negativamente, manifestam dureza e falta de maleabilidade.

O tipo de personalidade **Flor** se assemelha ao elemento **ar**, pela fluidez, pela transcendência do perfume das flores, portanto sofrem o efeito da "temperatura" do ambiente. Possuem a leveza deixando aparecer seus sentimentos, e as alterações dos momentos os alteram nas mesmas proporções. Diferentes do elemento fogo, que alteram tudo com que entram em contato. As pessoas com o padrão Flor são aquelas que se adaptam às diferentes atmosferas em que se encontram, o que as torna vulneráveis, mutáveis e delicadas como o ar. Além disso, trazem consigo uma alegria contagiante para o mundo.

O tipo de personalidade **Corrente** tem as características da **água** corrente. Requerem um suave movimento (não aquele devastador do fogo) e quando ficam paradas adoecem. Como a água, dissolvem em si todas as energias e as conduzem se infiltrando por todos os poros como lençóis subterrâneos. A água segue a sua correnteza e vai levando o que tiver que levar, reduzindo o peso dos demais. Está sempre a serviço.

As pessoas com o padrão Iridológico **Agitador** apresentam a variação, a velocidade e a mutação do elemento **fogo**. Estão sempre em movimento e, como o fogo, estão em todas as direções ao mesmo tempo. Chegam a lugares distantes de sua origem e provocam mudanças. Como o fogo, são difíceis de controlar ou manter presos em um mesmo lugar. Se algo ou alguém se coloca em seu caminho impedindo-lhe o progresso, pode sair queimado, pois o fogo não consegue distinguir quem e o que não deve sair queimado; ele vai devastando, na sua fúria, muitas vezes incontrolável.

Quando o fogo está a "serviço" é extremamente útil para trazer a renovação, a fertilização. Mas para tanto, é necessário fazermos uma "barreira", ou uma "vala", para que não ultrapasse os seus limites.

2- OS CINCO ELEMENTOS CHINESES NO MÉTODO RAYID:
Fogo / Terra / Metal / Água / Madeira

Embora a Medicina Chinesa tenha uma abordagem com uma metodologia completamente diferente da Iridologia Rayid, ambas têm contribuído imensamente para o aumento do autoconhecimento do ser humano.

Outra abordagem da Medicina Chinesa com o Método Rayid correlaciona os **cinco** elementos (Terra, Metal, Água, Madeira e Fogo) com os tipos da Constituição Básica na Iridologia Comportamental dessa forma: Mental, Emocional, Cinestésico, Agitador Mental e Agitador Emocional.

O indivíduo caracterizado como **Mental:**

Fig. 15

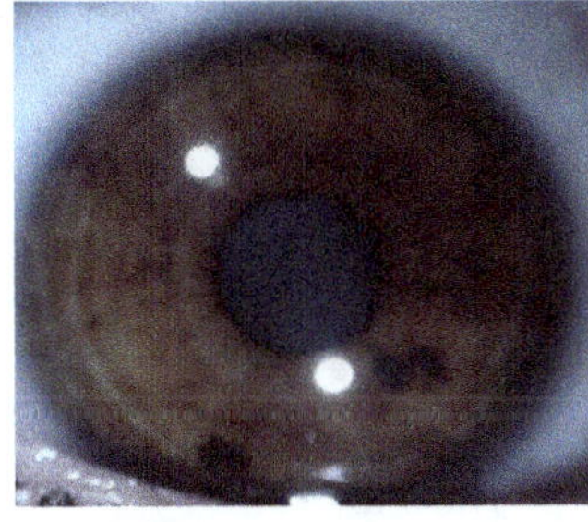

- Utiliza principalmente a razão, o raciocínio e mente como a porta de entrada às situações da vida.
- Com clareza de pensamentos, facilmente define e expressa em palavras os mais diferentes fatos.
- Adora ler.
- As palavras são a sua principal fonte de comunicação com o meio exterior.
- Vê e analisa tudo ao seu redor.
- Dá importância máxima aos detalhes.
- Coloca-se em primeiro lugar diante dos outros.
- Possui digestão fraca e costuma projetar e arquear os ombros para frente.
- Frequentemente possui mãos mais frias.
- Mais voltado aos pensamentos e aos conceitos.
- Tendência de racionalizar suas emoções.

O indivíduo caracterizado como **Emocional:**

Fig. 16

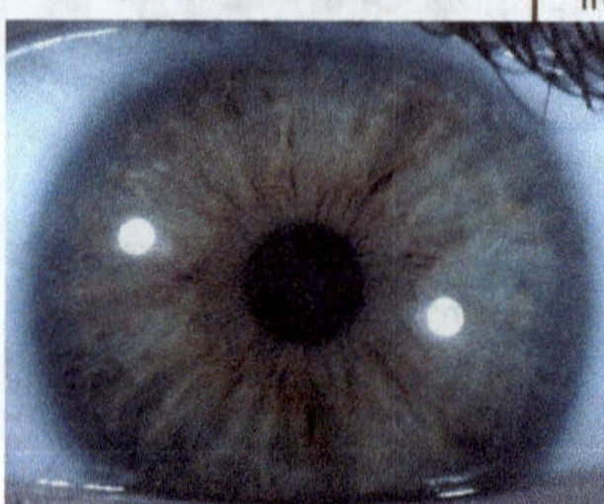

- Facilidade para se emocionar tanto na alegria, quanto na dor.
- É mais aberto, mais solto, mais vulnerável.
- Afetivamente é mais desprotegido, mais sem couraças.
- Recebe as lições da vida através do ouvido, ouve, aprende com muita facilidade, porém esquece e desaprende com igual facilidade, pois é difícil reter aprendizado.
- Comunica-se através de expressões mostradas pelo rosto e pelo corpo.
- Comumente projeta e arqueia os ombros para trás.
- Frequentemente possui mãos quentes.
- Essa personalidade tem dificuldade em ter clareza, e de encontrar palavras para explicar a si própria, como também os fatos e situações ao seu redor.
- Coloca os outros sempre em primeiro lugar em relação a si mesmo.
- Adora ouvir música, se embelezar e assistir televisão.

O indivíduo caracterizado como **Cinestésico:**

Fig. 17

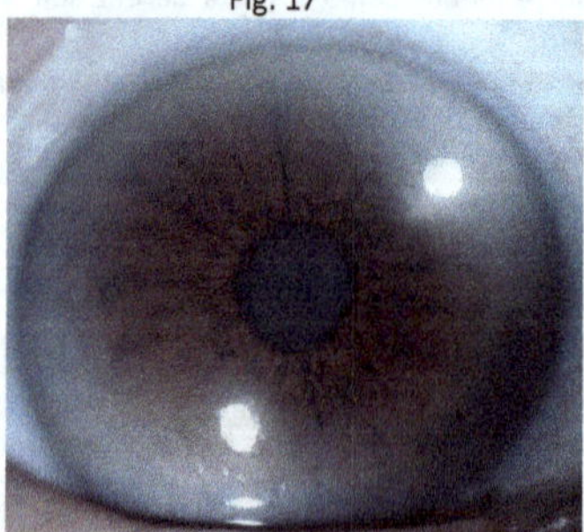

- Tem nas sensações corporais o principal canal para sua gratificação existencial. Seu corpo a tudo sente. O toque é para ele indispensável, pois é sua principal forma de se comunicar. É preciso tocar, sentir, experimentar.

- Adora reunir pessoas, colecionar objetos e acumular utensílios.
- Sente-se grato poder dar suporte aos que estão ao seu redor. Funciona como se fosse o setor de manutenção das relações humanas.
- A manutenção da família é de capital importância.
- Normalmente dirige lento e faz tudo sem pressa.

O indivíduo caracterizado como **Agitador Mental**:

Fig.18

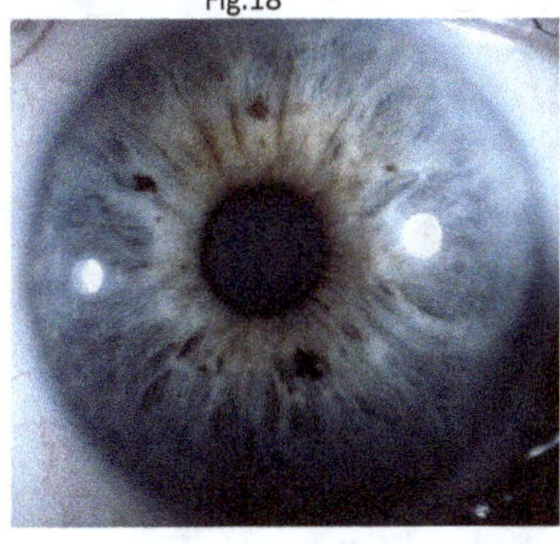

- Possui a capacidade de movimentar pensamentos, ideias, e gerar mudanças conceituais de modelos e de costumes.
- É um desbravador das fronteiras da mente, e através de suas palavras é capaz de provocar mudanças no pensar daqueles aos quais tem acesso.
- Enamorado por seus próprios pensamentos está quase sempre investigando teorias e sistemas. Dentre os intermináveis questionamentos que sempre estão fazendo a si próprio, bem como a tudo e a todos ao seu redor, as que se iniciam com "Por que" são suas favoritas.

O indivíduo caracterizado como **Agitador Emocional**

Fig. 19

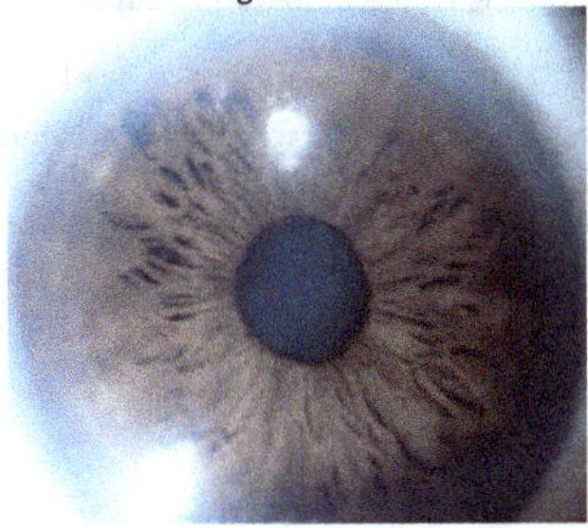

- É aquele capaz de contaminar os outros com vitalidade, espontaneidade, mobilizar as emoções nos outros, criar movimentos, gestos e posturas corporais.
- Tem grande dificuldade para permanecer absolutamente quieto, mesmo por alguns instantes.
- Precisa sempre se sentir como o centro das atenções.
- Teme a solidão.
- Tem mais afinidade com o lado paterno da família.

Fig. 20

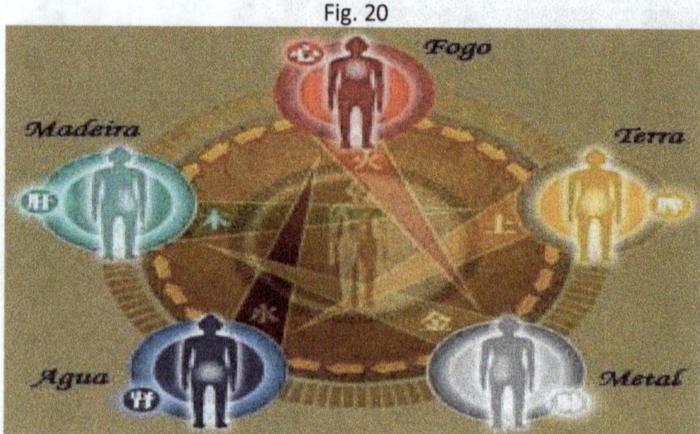

De acordo com os princípios da Medicina Chinesa, o **Ciclo do Criativo** nos informa de que cada órgão e/ou elemento rege, alimenta, gera ou nutre outro. Sendo assim, o fígado/madeira rege o coração/**fogo**; o coração/fogo alimenta o baço/**terra**; o baço/terra gera o pulmão/**metal**; o pulmão/metal nutre os rins/**água**; os rins/água alimentam o fígado/**madeira**, e assim se completa o Ciclo Criativo.

Já no **Ciclo do Destrutivo** cada órgão/elemento inibe, suprime, controla o outro. Os rins/**água** inibem o intestino delgado/**fogo**; o intestino delgado/**fogo** controla o intestino grosso/**metal**; intestino grosso/metal comanda a vesícula biliar/**madeira**; a vesícula biliar/madeira inibe o estômago/**terra**; e o estômago/terra controla os rins/**água**, e o Ciclo do Destrutivo retorna ao seu início.

As **emoções ressentimento/ira** são expressas no fígado; a **celebração/júbilo** é expressa no coração; **animosidade** no baço; **melancolia/pesar** no pulmão; e **fobias/culpa** nos rins. A **capacidade de aprender** através das lições na vida é expressa no intestino delgado; a **capacidade de se desapegar** é expressa no intestino grosso; a **irritabilidade** na vesícula biliar; a **preocupação** no estômago.

Fig. 21

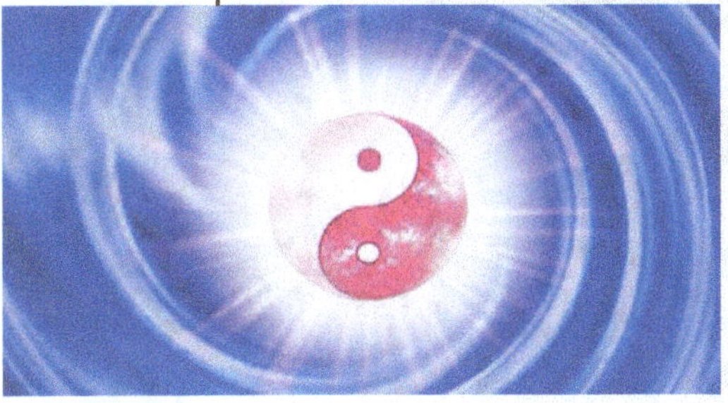

Na Medicina Chinesa o conceito de Yang expressa o que é concreto, matéria, exterior, luminoso, masculino, força, poder, etc. E o Ying, que é a polaridade oposta do Yang se apresenta como tudo que é imaterial, abstrato, interior, obscuro, feminino, suavidade, entrega, etc.

3- <u>DOMINÂNCIA CEREBRAL:</u>

POLARIDADE DOS HEMISFÉRIOS CEREBRAIS:

Fig. 22

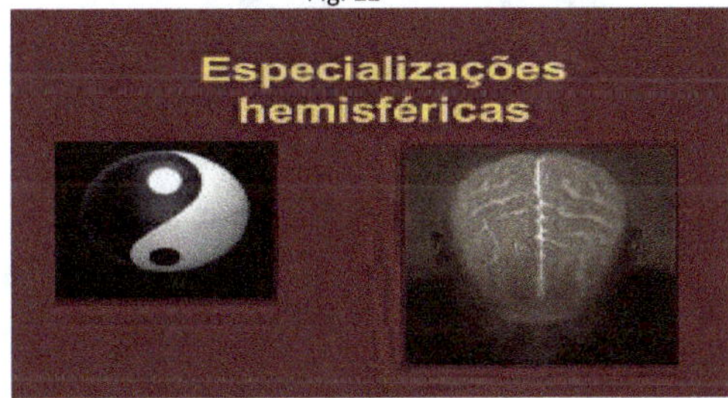

Em todo o Universo podemos observar o fenômeno da polaridade frio/quente, homem/mulher, esquerdo/direito, Ying/Yang, etc. Se observarmos com cuidado é possível encontrar em cada coisa a manifestação de caracteres ativos e passivos. Por exemplo, o reino vegetal é indiscutivelmente mais passivo do que o reino animal.

As mulheres, ou a fração feminina de nossa espécie estão capacitadas a engravidar e a nutrir. Já a fração masculina, de uma forma geral, dispõe de ossatura e musculatura mais vigorosa. Os orientais consideram a polaridade feminina, Ying e a polaridade masculina, Yang. Mas está claro que a fração feminina da humanidade não se restringe ao corpo feminino. Ela está inerente ao ser masculino, podendo-se dizer que é a sua parte secreta e vice-versa.

O nosso cérebro é dividido em dois hemisférios que se comunicam através de uma estrutura nervosa chamada "corpo caloso".

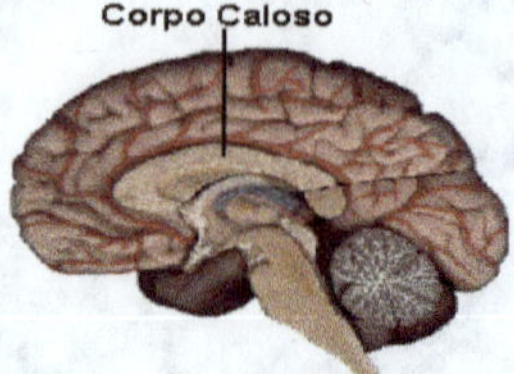

Fig. 23

Cada hemisfério cerebral é uma estrutura holística, está capacitada a realizar qualquer função atribuída ao outro hemisfério. No entanto, o hemisfério esquerdo desenvolve mais atividade vinculada às funções intelectuais, ao raciocínio e à lógica. Já o lado direito do cérebro está mais vinculado ao pensamento não cursivo, poético, artístico.

A maioria das fibras provenientes do cérebro, no bulbo raquídeo, sofre um desvio de tal maneira que aquelas que vêm do lado direito inervam o lado esquerdo do corpo e vice-versa. Daí que os fenômenos relacionados com o cérebro direito são representados no lado esquerdo de nosso corpo. Já o lado direito é o nosso lado mais ativo, mais masculino. Então, o lado direito do nosso corpo pode ser visto como o nosso lado Yang, enquanto o lado esquerdo é o lado mais Ying. Isto, independentemente de sermos homem ou mulher.

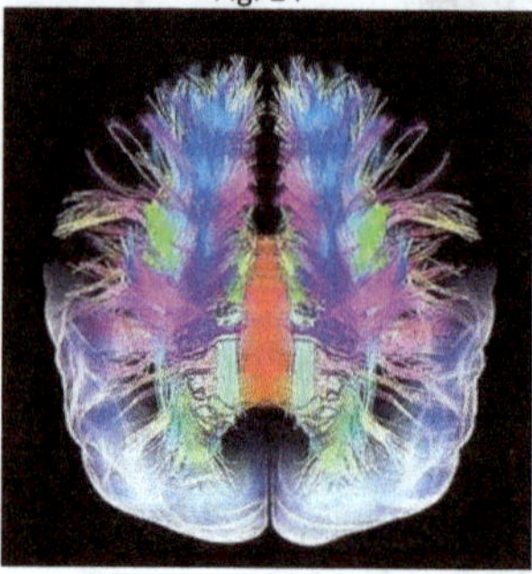

Fig. 24

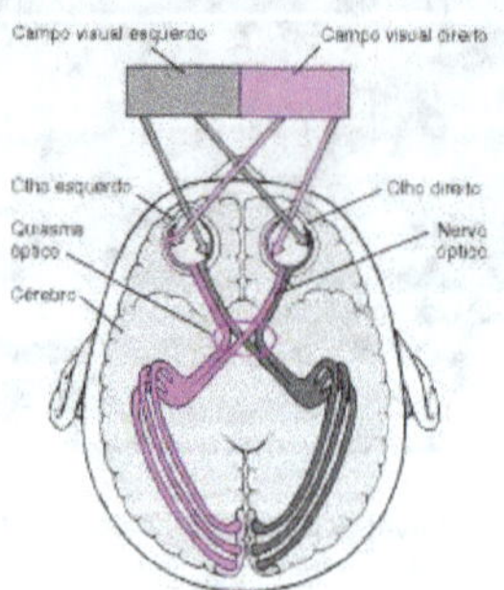

Fig. 25

O equilíbrio interno entre o feminino e o masculino tem um papel importante na consecução da nossa saúde psíquica. A nossa fração feminina nos predispõe ao carinho, à nutrição, à cooperação, levando-nos à contemplação e à ação calmada. Já o nosso lado masculino nos leva à ação explosiva, ao uso do intelecto e realização material. A união dessas duas partes é muito produtiva.

Na leitura iridológica é muito importante descobrir a polaridade do cliente para obter-se um estudo mais completo da sua personalidade.

Por exemplo: Uma pessoa do tipo Jóia que, por isso mesmo está mais voltada para o lado Yang, seria beneficiada se apresentasse polaridade Ying. Esta polaridade lhe ajudaria a compensar seus excessos Yang. Se ela apresenta uma polaridade Yang reforçará as suas características Jóia, facilmente se tornará mais ativa, menos reflexiva, mais dominadora, analítica e intelectiva.

Já uma pessoa tipo Flor, sensível, dada a períodos de contemplação e intuição, deverá desenvolver uma polaridade Yang, o que a equilibraria, tornando-a ativa, capacitando-a a realizar mais intensamente sua criatividade. Caso contrário, se apresentar uma polaridade Ying, a sua abstração, sua inércia, se intensificarão tornando-se menos produtiva.

Para reconhecermos as polaridades, basta olharmos a íris direita e esquerda de uma pessoa. A que apresentar uma coloração mais intensa, ou com maiores quantidades de alterações topográficas, ou que apresente uma pupila mais dilatada que a outra pertence ao lado do corpo dominante. Se for a íris direita, significa que a pessoa apresenta o hemisfério esquerdo do cérebro dominante e tem uma polaridade yang de ação. E se for a íris esquerda, significa que a pessoa apresenta o hemisfério direito do cérebro dominante e tem polaridade Ying, de reflexão.

Existem outras formas de determinar a polaridade. Quando uma pessoa se senta cruzando as pernas, tende a fazê-lo sempre da mesma maneira, colocando sempre a mesma perna por cima. A que sempre está por cima é a da polaridade dominante. Também é muito frequente que os que têm polaridade esquerda se deitem sobre este lado. Outra indicação são os polegares que aparece neles uma meia lua de cor mais clara que o resto da unha. Esta meia lua é maior no lado da polaridade predominante.

Na Iridologia Rayid os princípios das Funções do Cérebro Esquerdo e Direito geram manifestações externas na personalidade do indivíduo.

Fig. 26

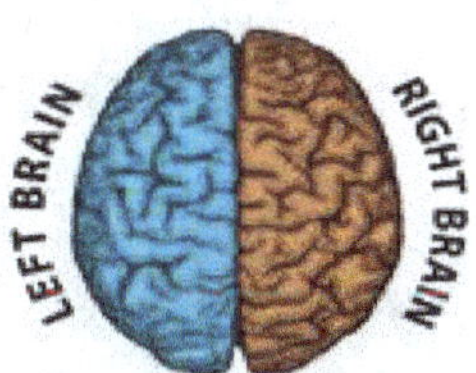

Funções do Cérebro Esquerdo:
- Uso predominante da lógica em lugar da intuição.
- Facilidade para organizar e manter a ordem dos objetos e utensílios.
- Dificuldade para receber as adversidades. O indivíduo deseja que tudo saia de acordo com sua vontade.
- Ligação com aquilo que é concreto, material, objetivo e prático.
- Radical nas tomadas de decisões.
- Maior facilidade de relacionar-se com a figura masculina (homem, pai, filho, avô, chefe, etc).
- Vê a vida principalmente através do olho direito.

- Apresenta maior afinidade, desenvolvimento, força ou beleza nas partes e órgãos situados no lado direito do corpo.
- Frequentemente apresenta lesões, cicatrizes ou marcas no lado esquerdo do corpo.
- Dorme principalmente com a face direita sobre o travesseiro.
- Apresenta meia lua do polegar direito maior ou mais desenvolvida do que a do polegar esquerdo.
- É a manifestação da energia Yang pela personalidade.

Funções do Cérebro Direito:
- O indivíduo se apresenta mais intuitivo, abstrato, conceptual e feminino.
- É mais receptivo às adversidades, mais tolerante, mais voltado para o seu interior.

- Maior facilidade de relacionar-se com a figura feminina (mulher, mãe, filha, avó, etc.).
- Vê a vida principalmente através do olho esquerdo.
- Apresenta maior desenvolvimento, força ou beleza nas partes e órgãos situados no lado esquerdo do corpo.
- Frequentemente apresenta lesões, cicatrizes ou marcas do lado esquerdo do corpo.
- Dorme principalmente com a face esquerda sobre o travesseiro.
- Apresenta meia lua do polegar esquerdo maior e mais desenvolvida do que a do polegar direito.
- É a manifestação da energia Ying pela personalidade.

A ESSÊNCIA DA VIDA SE EXPRESSA NA VISÃO ZEM:

Fig.27

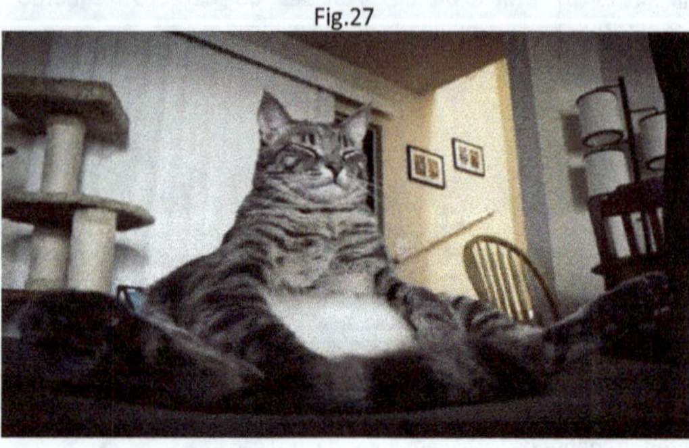

4- <u>DIREÇÃO DO FLUXO DE ENERGIA:</u>

- **INTROVERSÃO**
- **EXTROVERSÃO**
- **NORMOVERSÃO**

O Padrão (Introversão ou Extroversão) é determinado por movimentos circulares de energia dentro da íris e do ser humano. Essas pulsações de expansão e contração são influenciadas por mudanças no ritmo respiratório, e são 90% pré-determinadas pela herança genética.

Nós nos movimentamos entre a Introversão e a Extroversão em um ciclo contínuo, do mesmo modo que passamos da noite para o dia e do consciente para o inconsciente.

INTROVERSÃO:

Fig. 28

Fig. 29

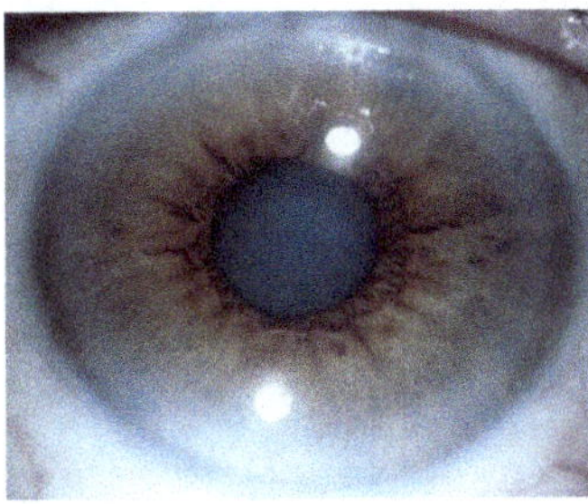

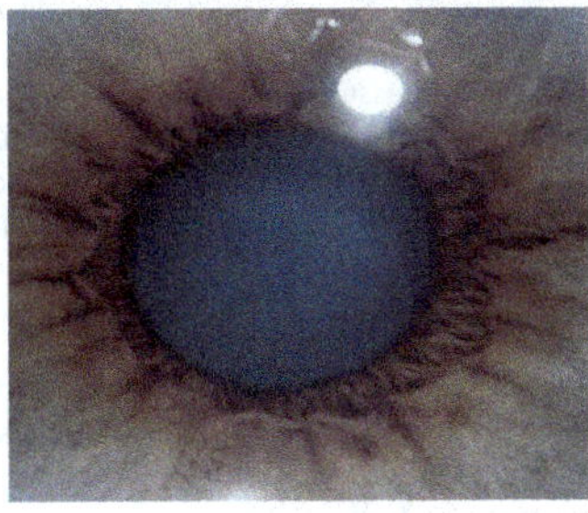

Características na íris:
- Uma faixa alaranjado-dourada ou marrom claro em volta da pupila. A intensidade da cor indica o grau de introversão.
- Ausência do anel de expressão (colarete), ou se ele estiver muito próximo da pupila. É o Anel das emoções reprimidas.
- Um cordão de pétalas pequenas adjacentes à pupila.

A Introversão é o movimento da vitalidade física e emocional voltado para dentro. Esse processo acumula energia e sensibilidade no corpo e na mente. Essa pessoa está voltada para o seu interior de onde retira sua energia. Esse movimento é o resultado de atitudes e sistemas de compensação baseados em gratificações interiores. É importante não confundir a Introversão com timidez. A timidez pode ser considerada orgulho, por medo de se expor, de ser criticado e de ser julgado.

É um indivíduo sensível e reservado. O seu silêncio interior o torna independente do meio externo, por isso se basta a si próprio. Prefere os arredores conhecidos do lar e as horas íntimas com poucos amigos e com os mais chegados. Prefere fazer tudo com seus próprios recursos, por sua própria iniciativa e ao seu próprio modo. Com isso, tende a ser classificado como egoísta e individualista o que pode não ser verdade.

O Introvertido faz o que os sábios dizem para ser feito há milhares de anos: "Vá para dentro de si". Por ser bastante observador, esta característica vai se somar a uma percepção aguçada natural que possui, aumentando a compreensão que tem dos outros. Por isso sabe lidar bem com as maneiras e hábitos dos que estão a sua volta, demonstrando paciência e tolerância.

É bom ouvinte, tranquilo, considerado uma pessoa segura e feliz, tem uma apreciável receptividade que lhe permite ouvir os comentários dos outros. Sua escuta em silêncio lhe dá um tipo de força diferente promovendo segurança e um profundo conhecimento interior. A calma que possui permite que a sua interpretação atinja às profundezas mais difíceis de alcançar; o que não ocorre com quem possui a característica iridológica do Padrão Extroversão. Mas essa tranquilidade não deve ser confundida com insegurança ou fraqueza.

Profissionalmente se destacam como excelentes professores, filósofos, psicólogos, psicoterapeutas, e aconselhadores de uma forma geral.

Note bem: Se esse indivíduo não conseguir expressar a sua sensibilidade, (Anel das emoções reprimidas) pode se tornar cheio de dúvidas a respeito de si e inseguro, retraindo-se, distanciando-se dos outros, podendo até tornar-se arrogante ou impaciente, perdendo, assim, a condição de concretizar suas ideias criativas.

Interessante notar que muitos Introvertidos em determinados momentos de sua vida se tornam Extrovertidos, devido ao fato de acumular muitos conhecimentos tornando-se muitas vezes verborrágicos. Essa mudança de fluxo energético pode ser benéfica para eles, porque parece que se o Introvertido não exteriorizar sente que pode "explodir".
A mudança de fluxo de Introvertido para Extrovertido, ou vice-versa, quase sempre se deve a fatores traumáticos indesejáveis. Essa inversão só não é problemática quando advém de elevados princípios de natureza espiritual.

Introvertido se extrovertendo.

Fig. 30

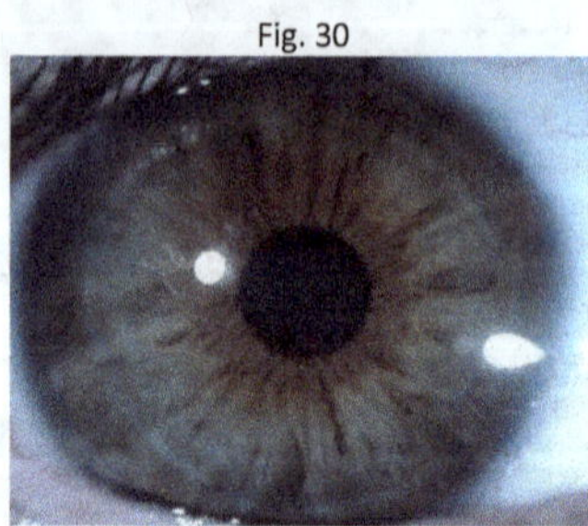

EXTROVERSÃO:

Fig. 31   Fig. 32

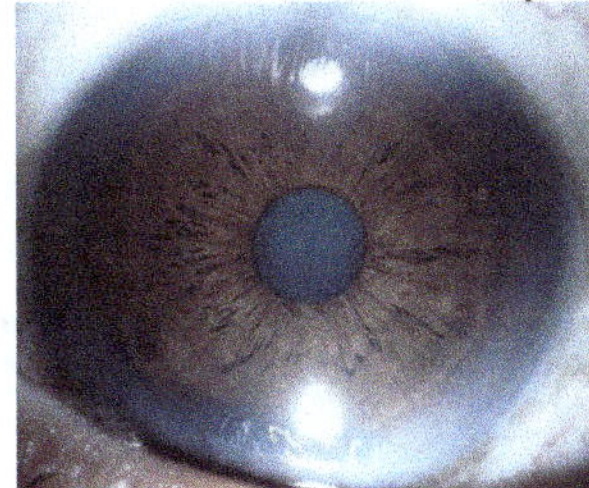 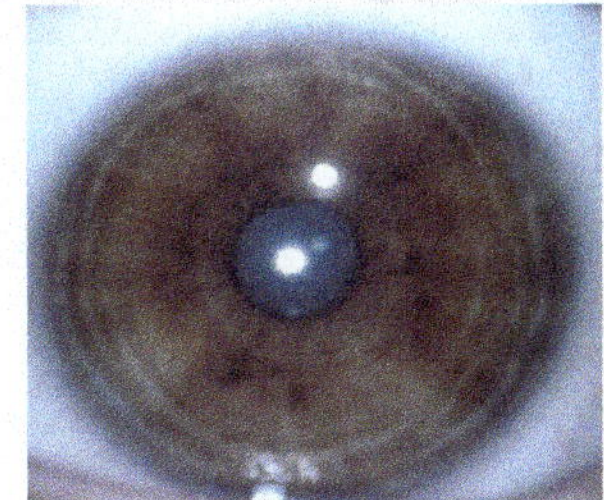

Características na íris:

- Ausência de concentração de cor e por uma estria distinta circundando a pupila.
- Observar a localização e a regularidade de forma do Anel de expressão.

A Extroversão é o movimento da vitalidade física e emocional voltada para fora. É uma atitude da pessoa em relação ao mundo. Essas pessoas liberam a energia e a sensibilidade que fluem pelo corpo e pela mente, mesmo estando em estado de repouso estão liberando vitalidade, sempre doam mais energia do que recebem.

São pessoas alegres, comunicativas, sociais e ativas que se envolvem no que fazem e que fornecem a energia que mantém em movimento as engrenagens da sociedade. São movidas por motivações externas a si. Retiram sua energia vital do ambiente que as circunda, e não são propensas a examinar motivações pessoais. Essa energia é o combustível que mantém o mundo em movimento, ela proporciona os meios através dos quais se concretizam os objetivos e os sonhos.

São indivíduos realizadores, que fazem acontecer, pois têm grande interesse pelo ambiente, por pessoas, coisas e trabalham melhor em ação do que em reflexão. Vão à busca do objeto que os atrai, os seduz e fascina. Preferem o convívio social e esportes coletivos, como o futebol.

Podem ser classificadas como pessoas verdadeiras que não escondem suas emoções e seus pensamentos exteriorizando-os através das palavras. Mas isso pode não corresponder à realidade, porque podem usar essa habilidade para proveito próprio.

Possuem uma personalidade impulsiva e imediatista, com a qualidade de viver completamente no "agora". E essa poderosa energia vem do seu natural entusiasmo. No entanto, a Extroversão excessiva é como ter o pé colado no pedal do acelerador, tudo é mais intenso e ocorre mais depressa, o que conduz a extremos, e dificilmente à neutralidade. É uma personalidade agitada, irrequieta e ansiosa.

Esses indivíduos possuem uma grande necessidade de comunicar-se com o mundo exterior, podendo até serem exageradamente honestos, mas nem por isso compartilharem seus sentimentos e pensamentos mais profundos com os demais.

Embora sejam socialmente ativos, sentem muita necessidade da intimidade de um relacionamento profundo com outra pessoa e de segurança doméstica. E uma constante necessidade de reconhecimento social, pois seus mecanismos de compensação são externos. Estão sempre dispostos a se esgotarem totalmente para alcançar o melhor dos mundos.

<u>NORMOVERSÃO:</u>

A íris que denota Normoversão é aquela em que a coloração da zona pupilar é igual à da zona ciliar. Este sinal sugere que o indivíduo não é nem Extrovertido nem Introvertido, podendo transitar entre um e outro segundo as circunstâncias.

Fig. 33

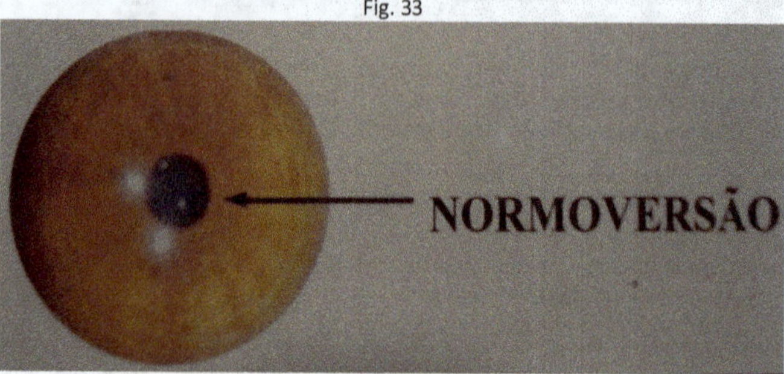

EU SEMPRE POSSO FAZER MELHOR

DÊ O MELHOR DE SI PORQUE VOCÊ SEMPRE PODE FAZER MELHOR.

ESTE É O DIFERENCIAL DAS PESSOAS DE SUCESSO SÃO AQUELAS QUE FAZEM A DIFERENÇA

1- MAPEAMENTO RAYID:

Denny Johnson elaborou um mapa da íris com as 46 áreas conhecidas, que representam pensamentos, sentimentos e atitudes. Onde cada íris é o espelho da outra, a direita reflete o lado masculino, e a íris esquerda, o feminino, o que fornece um verdadeiro guia de atitudes.

Destas 46 áreas, 10 são consideradas primárias e 36 posições secundárias.

Na raiz de cada área existe um medo característico, como o medo do escuro, da pobreza, dentre outros.

Fig. 34

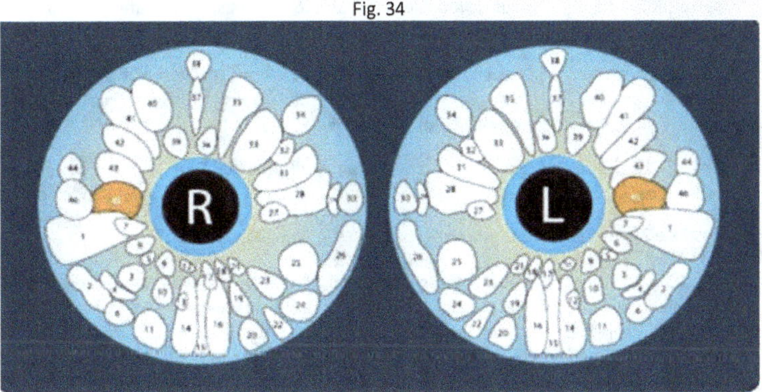

Ao observarmos uma íris precisamos levar em consideração todos os sinais encontrados em cada área; se há presença de joias, flores, concentração de fibras, bem como o brilho ou opacidade dos sinais. E principalmente se é direita ou esquerda.

Existe uma ambivalência referente ao aspecto positivo e negativo das atitudes inerentes a cada área. Deve-se estimular as qualidades positivas encontradas em cada área, evitando dar ênfase as qualidades negativas do cliente. A menos que o psicoterapeuta seja um profissional experiente e que julgue necessária a citação desses aspectos negativos para utiliza-los à luz de seus conhecimentos, no sentido de beneficiar o indivíduo. Encare todos os traços como atributos positivos. Ao se estimular os aspectos positivos inerentes a estas áreas funciona como projetar luz sobre as trevas, o que inevitavelmente vai contribuir para o desaparecimento dos aspectos negativos da personalidade. Estes são setas apontando em que direção pode-se crescer e mudar.

Como exemplo, na área do Carinho (ou Criação), um sinal nesta área, no aspecto positivo vai indicar alta capacidade de iniciar afeto social, porém em contrapartida, pode denotar sentimentos de negação. Se o sinal estiver na íris direita, significa como a pessoa viu ou vê o carinho por parte do pai. Se estiver na íris esquerda, deve-se interpretá-lo como a pessoa viu ou vê o carinho recebido por parte da mãe.

Pelo uso do Mapa e observação dos olhos, certos padrões se tornam evidentes. A presença de uma joia, flor ou corrente ativa e intensifica a liberação de um temperamento distinto e altera o significado da interpretação. Por exemplo, uma joia na área da vontade (43) indica um conflito ou mesmo um rompimento de sentimentos com um dos pais. Ao mesmo tempo, esta presença na mesma área significa que a pessoa consente e respeita o sentimento daquele pai.

Áreas **5, 6 e 7** expressam ciúme, possessividade e superproteção.

Áreas **9 e 10** ligadas a padrões de comunicação. Preocupação financeira.

Áreas **13, 14 e parte da 15** pertencem a elas as grossas habilidades motoras, que correspondem à perfeição. Refletem o modo como cada um faz uso das suas capacidades motoras, como o atletismo, qualidade musical e expressão verbal.

Áreas **16 e 17** pertencem a elas as finas habilidades motoras. Espelham a utilização da destreza e da criação da arte manual e mental. A perda da autoestima nestas regiões dificulta a manifestação dos talentos e habilidades do indivíduo.

Áreas **18, 19 e 20** representam os primeiros anos da infância. É o resultado de traumas ou tratamentos disciplinares que afetam a auto expressão criativa do indivíduo quando adulto.

Áreas **21 e 22** revelam como cada um expressa a sua sexualidade.

Áreas **23 e 24** influenciam diretamente a autoconsciência. Na íris direita pode indicar excessiva exaltação do ego que manifesta habilidades psíquicas ou instabilidade mental. Na íris esquerda, fanatismo espiritual. Podem também refletir o interesse pelas artes, natureza ou espiritualidade.

Áreas **25 e 26** podem espelhar um caráter inflexível ou o desejo de uma autoconfiança muito forte. E também uma forte vontade de sobreviver.

Áreas **27, 29, 30** e a **metade inferior da área 28** tem um significado especial estão relacionadas à auto expressão sincera e de força de espírito.

Área **31 e a metade superior da área 28** demonstra habilidade de falar em público, cantar ou aconselhar.

Áreas **32, 33 e 34** tem relação como a pessoa demonstra o desejo de ter atitude filosófica ou meditativa.

Áreas **35, 36 e ocasionalmente a 33** mostram uma rejeição da visão tornando o sujeito indiferente aos fatos ou distante. Os sinais nestas áreas são comuns às pessoas arrogantes.

Áreas **37, 40 e 41** indicam pessoas egoístas, que apresentam comportamentos compulsivos e atitudes utópicas.

Área **42** é idêntica à 41. Pessoas rebeldes podem ter registros nesta área.

Áreas **43 e 46** mostram facilidade para chorar, traumas, tristezas e separação.

Área **44** indica como o indivíduo expressa a sua capacidade de amar. Existe também uma tendência ao exagero ou a dificuldade de se empenhar num relacionamento.

As áreas situadas imediatamente ao redor da pupila, de um modo geral, são marcadas por padrões de medo e preocupação, especialmente as áreas **5, 6, 7, 9, 12, 17, 18, e 21**. Mas se forem manifestadas no seu mais alto valor são reconhecidas como grande expressão da fé, da confiança e da reverência.

1- POSIÇÕES ESPECÍFICAS

AS 10 POSIÇÕES PRIMÁRIAS QUE FUNDAMENTAM A PERSONALIDADE:

ÁREA 1 - CARINHO /CRIAÇÃO
ÁREA 2 – RESSENTIMENTO/ PERDÃO
ÁREA 3 – RAIVA/ GRAÇA
ÁREA 4 – COMPETIÇÃO/REALIZAÇÃO
ÁREA 5 – CIÚME/COMPARTILHAR
ÁREA 7 – PREOCUPAÇÃO
ÁREA 8 – ORIGINALIDADE
ÁREA 16 – ESPÍRITO
ÁREA 17 – CONFIANÇA
ÁREA 45 – CORAÇÃO/CARIDADE

A seguir seguem cada uma das áreas que constituem o **GUIA DE ATITUDES**:

Essas dez áreas que fundamentam a personalidade estão destacadas num azul mais claro no Guia de Atitudes que se segue abaixo.

Fig. 35

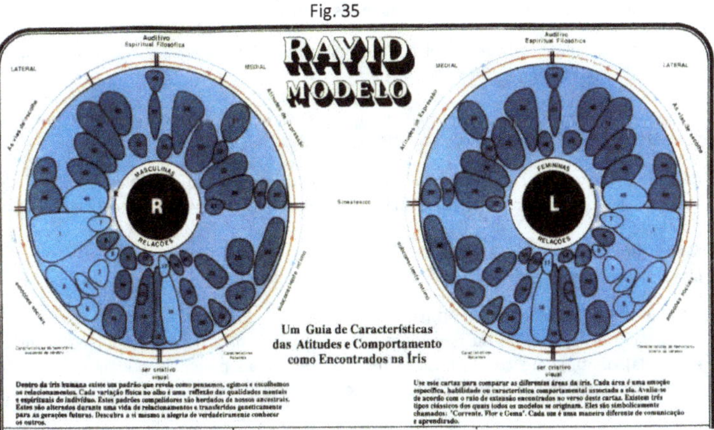

ÁREA 1 – CARINHO

A área numero 1 representada no Mapa é talvez a mais importante para a análise do indivíduo. Ela é a raiz, o ponto de partida para o desenvolvimento da personalidade do ser humano. Nelas estão presentes a quantidade e qualidade de afeição física e a orientação que o indivíduo recebeu de seus pais.

Questões nesta área podem se refletir em dificuldade de iniciar projetos. Pode também trazer dificuldades nos relacionamentos porque estão sempre esperando rejeição.

A interpretação desta área depende da presença do sinal de flor, joia ou corrente.

O aparecimento de uma flor ou um afastamento das fibras vai significar que o indivíduo deixou de receber o nível ideal de contato ou orientação pessoal por parte do pai (íris direita), ou da mãe (íris esquerda). Outra informação é a criança ser levada ao retraimento e pessimismo por não presenciar troca de afeto físico entre seus pais, indicando ainda que ela terá que aprender a acariciar e dar amor.

Como forma de compensação, quando adulta, essa pessoa vai elevar sua autoconfiança, individualidade, vontade, autocontrole, direção filosófica ou espiritual, aumentando sua atividade e expressão mental e sua comunicação verbal.

Se nessa área houver o **sinal de Joia ou mancha marrom**, este vai nos informar que quando criança recebeu encorajamento demasiado e orientação em excesso. Isso é comum em pais muito determinados ou ambiciosos. Essa criança vai crescer tendo como objetivo principal na vida o sucesso material ou status social e terá que se esforçar para obter aprovação, amor e respeito das pessoas.

Movimenta a energia para fora, aumenta a vitalidade e a energia. Sente necessidade de atividade, de responsabilidade, movimento, expressão de sucesso e de desempenho. É viciado em trabalho e está sempre tentando agradar os outros.

Gasta tanto tempo no desenvolvimento externo de suas capacidades que dificulta o recebimento de carinho e afeto dos outros.

Atitude negativa: Rejeição, negação, cinismo, dependência, depressão, afastamento, retração, vive queixando-se, solidão, reserva ou frieza.

Atitude positiva: Capacidade para iniciar afeto social, criatividade, confiabilidade, inteligência, autoconfiança, individualidade, vocabulário amplo, estímulo, servidor, providenciador, afetivo, prudente.
Medo: Rejeição
Lição: Desenvolver o amor incondicional e a individualidade

ÁREA 2 – RESSENTIMENTO / PERDÃO

Indica falta de aprovação ou reconhecimento por parte do pai (íris direita) ou da mãe (íris esquerda). Juntamente com a posição nº 3 é a que mais promove mudanças hemisféricas, porque indica separação entre a criança e o genitor correspondente.

Essa área nos fala a respeito do ressentimento e do perdão, e também da possibilidade de usar o sofrimento contra si mesmo. Isso influencia a capacidade de dar e receber afeto e amor. Podendo estar ligada a vícios ou comportamentos manipuladores, bem como a uma dinâmica sadomasoquista.

O **Perdão** transforma amargura em originalidade criativa, e o sofrimento interior numa preocupação humanitária com o bem estar do outro.

É muito mais comum haver **Joia ou Gema** nesta posição do que Flor.

Indica dificuldade ou ressentimento com o pai (íris direita) ou com a mãe (íris esquerda).

O medo de fracasso de um dos pais despertou na criança a possibilidade de uma rejeição social. Depois quando adulto passa a usar a rejeição para justificar a amargura e a violência contra si mesmo. Geralmente dissocializa a pessoa dando a impressão de uma ausência de conexão com a família. Criando retração e afastamento da sociedade.

Através do serviço comunitário e da liderança que esta pessoa vai conseguir estabelecer o desejo de interação social. E quando se manifesta essa tendência positiva, cria um desejo profundo de curar a humanidade.

No olho direito, dá a necessidade de reconhecimento e aprovação pública, e no esquerdo, dá a sensação de ser atacado pela sociedade.

Atitude negativa: Ressentimento, martírio, inquietação, vício masoquista, manipulação, ansiedade, violência contra si mesmo.
Atitude positiva: Capacidade de receber amor, manifestação da criatividade e habilidade social, planejamento, liderança, aventura, independência, premonição, humanitário, observação, responsável.
Medo: Fracasso
Lição: Aprender a perdoar

ÁREA 3 – RAIVA/GRAÇA
É a posição que mais provoca mudança de dominância hemisférica. Revela como a pessoa responde socialmente a outras quando perturbada pela emoção. Mostra como uma pessoa usa a raiva ou a depressão como recurso para ganhar o controle da situação.

Geralmente ligado a aspectos de agressividade na sexualidade.

A pessoa vai perceber o genitor correspondente (O.D ou O.E) como uma pessoa irascível, com temperamento forte e emocional.

No olho direito, cria dificuldades em lidar com a autoridade. Tem raiva do pai, de chefe, burocracia, masculinidade. Percebe o pai como emocional e genioso, transfere as próprias questões de raiva para o pai.

No olho esquerdo, tem raiva da mãe. Fica difícil confiar nas mulheres e até na própria feminilidade, caso seja mulher.

Dá um corpo maleável e bonito, estando positivo apresenta maneiras excelentes ou modos impecáveis. Paixão sem máculas e um perfeito autocontrole.

Questões de raiva são sempre **Flores**. Se houver Gemas nesta área elas devem se interpretadas como área 4 indicando competitividade.

Se o sinal for uma **Flor** entende-se que o pai ou a mãe tem medo de aceitar responsabilidade e atribuem suas falhas aos filhos.

Vai gerar capacidade de culpar os outros pelas suas próprias falhas e se tornar mal-humorado, não aceitando responsabilidade pelos acontecimentos. Pode atacar os outros com fúria verbal e histérica. Gostam de flertar e são românticos. Estão sempre desejando algo ou alguém, fora de si mesmo, que lhes proporcione meios para sua satisfação e liberação emocional.

Se houver **Gema** – Ver área 4.

Atitude negativa: Raiva, sadismo, depressão, dúvida, frieza, desprezo, hostilidade, flerte, ciúme.
Atitude positiva: Capacidade de autocontrole, espontaneidade, expressão da paixão, envolvimento, teatralidade, santidade, romantismo, tranquilidade.
Medo: Perder o amor
Lição: Aprender o envolvimento; responsabilizar-se; deixar de controlar os outros.

ÁREA 4 – COMPETIÇÃO/REALIZAÇÃO

Sugere a presença de rivalidade ou competição na geração atual. Reflete um ressentimento ou rivalidade entre os irmãos, talvez competindo pela atenção dos pais. Revela ainda a tendência ao martírio e um sentimento excessivo de assumir responsabilidade pessoal pelos acontecimentos.

Atitude negativa: Vingança, rivalidade, medo de perder, ausência de desejos, crueldade.
Atitude positiva: Realização, competição, vontade de soltar-se, comemoração, ambição, memória, perdão, abundância.
Medo: Medo de perder.
Lição: Aprender o perdão; aprender a soltar-se.

ÁREA 5 – CIUME/COMPARTILHAR

Se houver **Gema**:

- Geralmente aparece por causa do relacionamento com os irmãos.
- Pode indicar ciúme ou inveja do pai O.D. ou da mãe O.E.
- Geralmente intelectualiza sentimentos de ciúme.

Se houver **Flor:**
Raramente ocorre. Pode indicar raiva reprimida.
Devem ser interpretadas como traços da área 3.

Atitude negativa: Ciúme, inveja, avareza, egoísmo, apatia, desconfiança.
Atitude positiva: Honra, cavalheirismo, compartilhar, justiça, camaradagem, fraternidade, generosidade, benevolência.

Medo: De pobreza.
Lição: Aprender a compartilhar e aceitar responsabilidade pelas próprias reações emocionais.

ÁREA 6 – INDEPENDÊNCIA/POSSESSIVIDADE
Se houver **Gema:**

- Natureza mentalmente controladora; tende a controlar pela manipulação mental. Possessividade.
- Intenso autocontrole, independência.

Se houver **Flor:**

- Independência contida. Sente-se invadido, mas não repele diretamente os invasores.
- Desapego emocional. Não são expressivos verbalmente, mas tendem a fazer o que querem silenciosamente.

Atitude negativa: Possessividade, preguiça, fracasso.
Atitude positiva: Segurança, diligência, zelo, vigor, trabalho, atenção, constância.
Medo: De castigo
Lição: Constância

ÁREA 7 - PREOCUPAÇÃO
Relaciona-se com a área 1.

Se houver **Gema:**

- Tendência a ser protetor e preocupado.
- Se tiver filhos, tendência a superproteger.

Se houver **Flor:**

- Indica maneiras pouco amigáveis
- Tende a afastar as pessoas que se aproximarem.

Atitude negativa: Sufocante e dominador.
Atitude positiva: Carinhoso, ligado à família, protetor.
Medo: De perder o amor.
Lição: Desapegar-se.

ÁREA 8 – ORIGINALIDADE
Geralmente encontramos Gema nessa área.
Se houver **Gema:**

- Ressentimento entre 0 e 4 anos.
- Sensação de não terem sido desejados quando criança.
- Sensação de não pertencer a grupos ou à sociedade.
- Dificuldade sutil em relacionar-se e na comunicação.
- Antagonismo moderado com as pessoas do sexo correspondente.

Atitude negativa: Gravidez não desejada, angústia, preocupação, futilidade.
Atitude positiva: Concepção, pertinência, manifestação, receptividade, observação.
Medo: De finalizar.

Lição: Aprender a pertencer.

Se houver alguma Pétala nas áreas 9 -10 -11
Essa é uma localização muito importante. Tem a ver com a maneira de a pessoa iniciar as atividades, como ela expressa a criatividade interior. Influencia a vida num ciclo de 9 meses e é ativado cada vez que a pessoa inicia alguma coisa.
Reflete os padrões de comunicação estabelecidos durante a gestação. Se é uma Gema, o indivíduo geralmente reconhece uma certa frustração na comunicação com o genitor correspondente, e se é uma Flor existe dificuldade intensa nessa comunicação.

ÁREA 9 – NASCIMENTO
Se houver **Gema**:
- Dificuldade de formar a ligação inicial num relacionamento
- Dificuldade em conceber uma criança
- Facilidade em começar, mas dificuldade em concluir.
- Sensação de apatia, desespero ou de estar incompleto.

Atitude negativa: Exigente, preocupado, presunçoso, afetado.
Atitude positiva: Aprovação, aceitação, nascimento difícil ou incomum, diligente, ordenado, relaxamento.
Medo: De aceitar
Lição: Aprender a relaxar

ÁREA 10 – COMUNICAÇÃO
Se houver **Gema**:
- Dificuldade de expressar um pensamento.

Atitude negativa: Impaciência, frustração, rigidez.
Atitude positiva: Relacionamento verbal com os outros, prosperidade, coordenação, integração, gestação.
Lição: Aprender a integração

ÁREA 11 – DECISÃO
Se houver **Gema**:
- Dificuldade de concluir uma atividade.
- Ressentimento vivenciado dentro do útero.

Se houver Pétala nas áreas 12, 13, e 14
Esta pétala está relacionada com a impaciência em relação a outras pessoas e à vida em geral e com o perfeccionismo. Pode se manifestar como atração para tipos muito específicos de música e dança e uma hipersensibilidade a algumas formas.
Atitude negativa: Hiperativo, impaciente, indecisão, indecisão, futilidade.
Atitude positiva: Decisão, certeza, precisão, clareza, comunicação, facilidade de relacionamento com os outros.
Lição: Aprender a deixar fluir.

ÁREA 12 – REALIZAÇÃO

Existe preocupação do pai correspondente sobre a atitude da criança na vida, sua direção e objetivos de longo prazo. A criança responde com inquietação ou incerteza e indecisão sobre o futuro, podendo ser extremamente meticulosa como compensação.

A **Gema** aumenta a natureza mental da pessoa, como resposta a uma ansiedade não resolvida, que gera inquietude de corpo e mente.
Flor: Geralmente se estende para as áreas 13 e 14.

Atitude negativa: Crítico, vaidoso, narcisista, preocupado, sarcástico.
Atitude positiva: Diplomático, prático, sábio, sagaz, perceptivo, decidido, leal, analítico, verbalização bem articulada.

ÁREA 13 – METICULOSIDADE

Geralmente Gema.

O.D.: Meticulosidade nas palavras. Traço sarcástico e língua afiada.
O.E.: Meticulosidade com imagens ou música

O perfeccionismo pode levar a julgamento para com pessoas do sexo correspondente ao olho.

Atitude negativa: Crítico, depreciativo, insultante.
Atitude positiva: Meticuloso, raciocínio, perfeccionista, observador, realização, inteligência brilhante.

ÁREA 14 – PACIÊNCIA – Uso do tempo

Geralmente Flor.

O pai correspondente ao olho (direito-origem paterna, e esquerdo-origem materna) é exigente e perfeccionista. Indica impaciência com as pessoas do sexo correspondente. Interesse pela dança.

O.D.: Ginástica rítmica, coordenação e força física.
O.E.: Dança abstrata, fluida.

Atitude negativa: Inquietude, impaciência, irritabilidade, sarcasmo, desdém.
Atitude positiva: Grande destreza motora, escolha do momento, ritmo, equilíbrio, desembaraço, coordenação, habilidade, paciência, música, resistência, serenidade, quietude.
Lição: Aprender a paciência.

ÁREA 15 - PERFEIÇÃO

Atitude negativa: Intolerância, asfixiado, impaciência.
Atitude positiva: Criatividade, escrita, encorajador, segurança, flexibilidade, tolerância.

ÁREA 16 - ESPÍRITO

Atitude negativa: Depressão, suicídio, sentimento de culpa, humilhação, timidez.
Atitude positiva: Destreza motora fina, auto expressão, criatividade, confiança, tranquilidade, autoestima, imaginação, perícia, fé, desenho.
Medo: Medo de assalto.

Lição: Aprender a ter fé.

ÁREA 17 - CONFIANÇA
Atitude negativa: Inferioridade, mudança, indecisão, insegurança.
Atitude positiva: Imaginação abstrata, paz mental, confiança, coragem.
Medo: Medo da morte.
Lição: Aprender a ter coragem.

ÁREA 18 – INFÂNCIA
Atitude negativa: Severidade.
Atitude positiva: Criatividade, calma, paz, entusiasmo.
Medo: medos e traumas de infância de 0 a 2 anos.

ÁREA 19 - SERENIDADE
Atitude negativa: Abuso, excesso de disciplina, supressão.
Atitude positiva: Segurança, autoestima, disciplina, fala suave, quieto, calmo, sereno, compostura.
Medo: Medos e traumas de infância dos 2 aos 5 anos de idade. Medo de errar.

ÁREA 20 – DOCILIDADE
Atitude negativa: Sem vida, sem espírito, abuso, severidade.
Atitude positiva: Bondade, inocência, humildade, quietude, simplicidade, sereno, plácido.
Medo: medo do escuro, medo do mal, traumas de infância de 5 a 7 anos de idade.

ÁREA 21 - CONHECIMENTO
Atitude negativa: Fobias, adultério, dissimulado, ardiloso, ladino.
Atitude positiva: Reverência, aquiescência, introspecção, beleza,   comunhão, discreto, esotérico, crença.
Medo: De cair.
Lição: Aprender a aceitar a própria beleza, aprender a aquiescência.

ÁREA 22 – INTIMIDADE
Atitude negativa: Promiscuidade, incesto, perversidade, submissão, auto- degradação.
Atitude positiva: Intimidade, sensualidade, união, charme, carisma, autocontrole.
Medo: De intimidade.
Lição: Aprender o autocontrole.

ÁREA 23 – SOLIDÃO
Atitude negativa: Ambíguo, recluso.
Atitude positiva: Desenvolvimento espiritual, amor pela arte e beleza, desperto, consciente, misterioso, latente.

ÁREA 24 – ILUMINAÇÃO
Atitude negativa: Fanatismo espiritual, insanidade, obsessão, autoglorificação, ambíguo.
Atitude positiva: Amor pela natureza, intuição, compreensão, desenvolvimento espiritual, para normalidade, glória, sabedoria, equilíbrio.
Medo: De obsessão

Lição: Aprender a sabedoria.

ÁREA 25 – AUTODIDATA
Atitude negativa: Resistente, inacessível.
Atitude positiva: Autoconfiante, acelerado, autodidata, conhecimento interior.

ÁREA 26 – ORGULHO
Atitude negativa: Orgulho, inflexibilidade, tensão, depreciativo, egoísta, baixo.
Atitude positiva: Resistência, força, sobrevivência, flexibilidade, estabilidade, realização, revelação.

ÁREA 27 - ÊXTASE
Atitude negativa: Depreciativo, insidioso, punição.
Atitude positiva: Inspiração, síntese, revelação.

ÁREA 28 – VOZ
Atitude negativa: Manipulação verbal, trapaça, astúcia.
Atitude positiva: Discurso fácil, influente, forte, enérgico, persuasão, capacidade de curar com a voz, cantar, acalentar, advocacia, cura.

ÁREA 29 – SINCERIDADE
Atitude negativa: Confusão, esperteza.
Atitude positiva: Percepção, genialidade, verdadeiro, pureza.
Lição: Aprender a clareza.

ÁREA 30 – DISCERNIMENTO
Atitude negativa: Tirania, elitismo, vulgaridade, falsidade.
Atitude positiva: Genialidade, inspiração, domínio, sabedoria, observação, êxtase, inteligência.

ÁREA 31 – CONSELHO
Atitude negativa: Astúcia, manha, matreira.
Atitude positiva: Aconselhar, esclarecer, consolar, narrar e comunicar.

ÁREA 32 – ESCUTAR
Atitude negativa: Dependência, bloqueio, desdém.
Atitude positiva: Curiosidade, atenção, receptividade, observação.

Lição: Aprender a escutar

ÁREA 33 – CONTEMPLAÇÃO:
Atitude negativa: Abnegação, negação.
Atitude positiva: Modéstia, humildade, meditação.

ÁREA 34 – MEIGUICE
Atitude negativa: Impotência, fraqueza, sonhador.
Atitude positiva: Erudição, suavidade, obediência, timidez, estudo.

ÁREA 35 – SABEDORIA
Atitude negativa: Indiferente, reservado, arrogante, distante, orgulhoso.

Atitude positiva: Estudioso, pensativo, distinto, reflexivo, religiosidade, desprendido.
Lição: Aprender a considerar e a ponderar.

ÁREA 36: RECEPTIVIDADE
Atitude negativa: Complexo de Messias, frio, narcisista, mártir.
Atitude positiva: Vontade de dar e receber, nobreza, liberalidade, caridade, majestade, cavalheirismo e altruísmo.
Lição: Aprender a receber.

ÁREA 37 – PERSISTÊNCIA
Atitude negativa: Intransigente, inflexível, resistente.
Atitude positiva: Firmeza, persistência, tenacidade, longevidade.
Lição: Aprender a se comprometer.

ÁREA 38 – VIRTUDE
Atitude negativa: Hipocrisia, intolerância, depreciativo, desrespeitoso, medíocre, rude.
Atitude positiva: Senso dos princípios espirituais: respeito, aceitação, reverência, administração, honra, pureza, integridade, justiça, decência.
Medo: De crítica
Lição: Aprender o respeito

ÁREA 39 – IDENTIDADE
Atitude negativa: Egocentrismo, presunção, pretensão, obsessão.
Atitude positiva: Visionário, perspectiva, segurança, exultar, louvar, glorificar, intelectual, capaz, competente, modesto.

ÁREA 40 - FILOSOFIA
Atitude negativa: Retórico, compulsivo.
Atitude positiva: Humanitário, presciente, filósofo.

ÁREA 41 – IDEAIS.
Atitude negativa: Utópico, caótico, fantasioso, pouco prático, obsessivo.
Atitude positiva: Idealismo, aspirações, senso de dever, otimismo, entusiasmo, inventivo, orientado.

ÁREA 42 – AUTORIDADE – REBELIÃO
Atitude negativa: Rebeldia, independência, teimosia.
Atitude positiva: Seguro de si, judicioso, líder, comando, certeza.

ÁREA 43 - VONTADE
Atitude negativa: teimoso, cheio de vontade, não cooperativo, egoísta, desobediente, dominador.
Atitude positiva: Cooperativo, perseverante, entusiasta, cordial, convicto, líder, tenaz, decidido, empenho, força de vontade.

Se houver **Gema**:
A vontade do genitor em questão gerou conflitos e confrontos, gerando autossuficiência, exigência e rebelião. Quando em equilíbrio mostra capacidades de liderança, poder de persuasão e otimismo.

Se houver **Flor:**
Cedeu à vontade do genitor em detrimento de sua própria vontade, gerando dependência e déficit de autoconfiança. Quando em equilíbrio indica anseio por compartilhar com os outros.

ÁREA 44 - COMPREENSÃO

Atitude negativa: Abandono, pesaroso.
Atitude positiva: Combina o coração com a vontade, desprendimento, aceitação, aquiescência, entrega.
Medo: medo do abandono.
Lição: Aprender a entregar-se.

ÁREA 45 – CORAÇÃO

Atitude negativa: Idealismo nos relacionamentos, decepção, opressão, coração aventureiro, exagero.
Atitude positiva: Compromisso, expressão verbal do amor, persuasão, júbilo, caridade, alegria, verdade, honra, inspiração, felicidade.
Medo: De compromisso.
Lição: Aprender a comprometer-se.

Revela a maneira de expressar o amor, o prazer e a alegria.
Se houver **Flor:**

- Idealista em relação aos relacionamentos afetivos.
- Grande dificuldade de manter compromisso.
- Em equilíbrio tem a capacidade de se comprometer intensa e profundamente com seus ideais.

ÁREA 46 – COMPAIXÃO

Atitude negativa: Mágoa, tristeza, remorso, angústia, desejo, sofrimento, separação.
Atitude positiva: Gentileza, compaixão, sensibilidade, empatia, chora facilmente, celebração, pensativo, piedade, ternura.
Medo: Da separação.
Lição: Aprender a compaixão.

A PESSOA QUE MAIS SE BENEFICIA COM A QUALIDADE E A EXCELÊNCIA DO SEU TRABALHO É VOCÊ.

AO REALIZAR, COLOQUE O CORAÇÃO E DÊ O SEU MELHOR!

ANÉIS ESTRUTURAIS DA ÍRIS

Os anéis mostram características especiais nas pessoas, mas nem todas as pessoas possuem anéis. Cada pessoa, no entanto, pode ter mais de um anel.

DOIS TIPOS:

1) **ANÉIS FIXOS**

- ANEL DE REALIZAÇÃO
- ANEL DE HARMONIA
- ANEL DO PROPÓSITO
- ANEL DE DETERMINAÇÃO

2) **ANÉIS MUTÁVEIS**
   (Depende da direção de fluxo de energia)

- ANEL DA EXPRESSÃO – EXTROVERSÃO
- ANEL DAS EMOÇÕES REPRIMIDAS – INTROVERSÃO

ANEL DE REALIZAÇÃO

Fig. 36

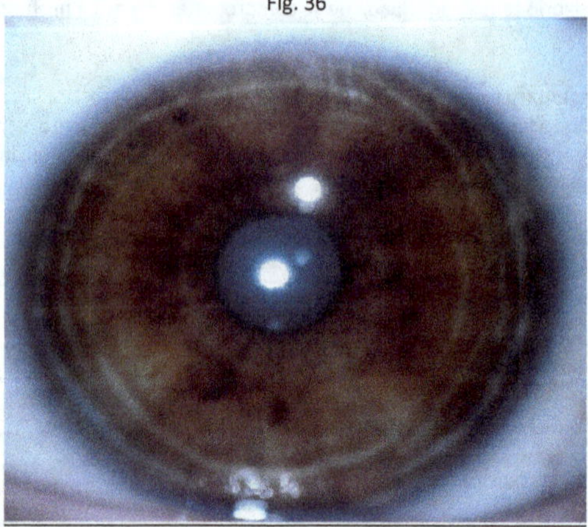

Também é conhecido como Anel de Estresse, ou de Ansiedade ou ainda Anéis Nervosos. São Anéis concêntricos finos, normalmente esbranquiçados podendo haver um ou mais anéis, sendo comum hoje em dia a presença de três anéis na íris. Eles se deslocam da periferia da íris para o centro da pupila.

É importante notar em que zona eles estão situados. Na zona circulatória (1) pode indicar constrição dos vasos sanguíneos, na zona muscular (3) pode resultar em câimbras.

Fig. 37

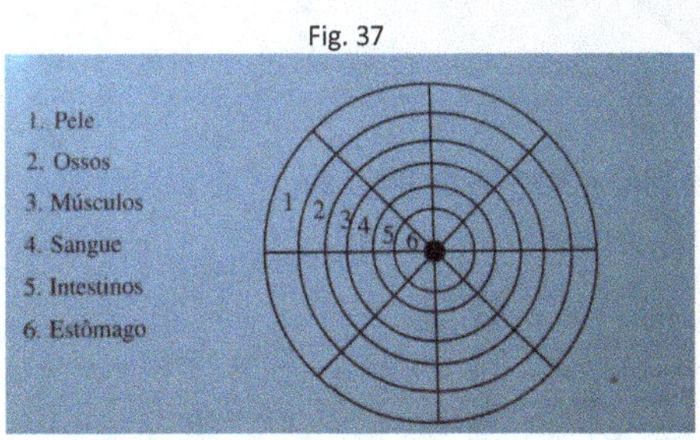

Essas pessoas são motivadas para atingir objetivos e necessitam estar sempre ocupadas. Sofrem de ansiedade e de inquietação mental. Elas precisam canalizar essa energia incansável através de ações específicas para realizarem seus projetos de vida.

Elas costumam sofrer de problemas digestivos, estafa, desgaste energético, estresse, hipertensão arterial.

No campo de trabalho destacam-se como líderes, executivos, pesquisadores.

ANEL DE HARMONIA

Fig. 38

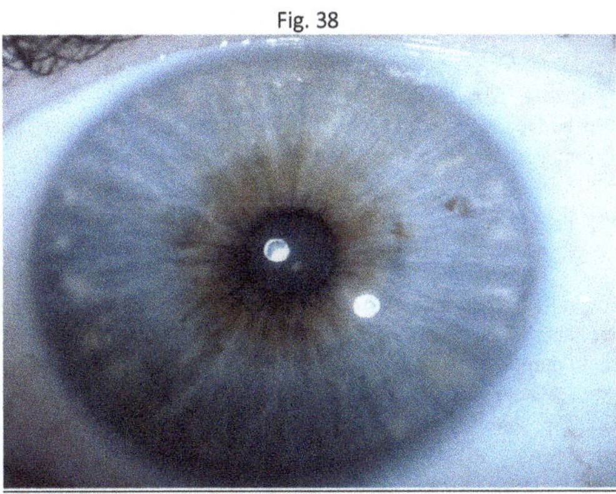

O Anel de Harmonia caracteriza-se por um círculo de pontos brancos e ou amarelos localizados no campo físico e emocional. (Vide figura abaixo)

Fig. 39

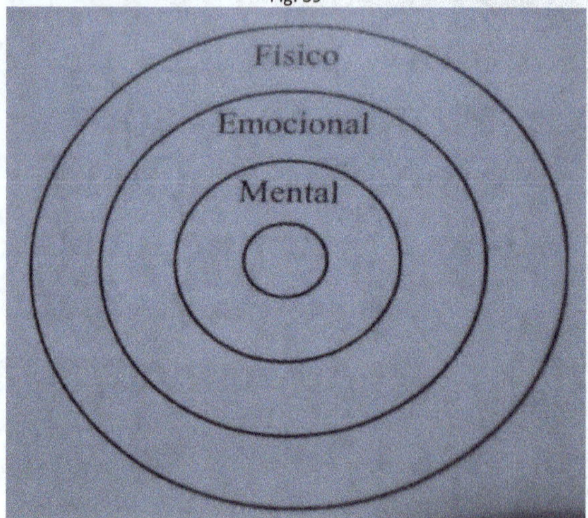

Este anel pode ser observado em pessoas de qualquer idade, até mesmo em recém-nascidos.

É mais difícil de ser visualizado em olhos castanhos, mas o Padrão de Harmonia pode existir em pessoas com a íris de todas as cores.

Indivíduos portadores deste Anel possuem ideais elevados, são pacificadores, possuem uma ânsia de tranquilidade, paz, harmonia e um profundo desejo de purificação e estabilidade ambiental. São preocupados com questões sociais, emotivos, manifestam muita empatia. Não aceitam a desordem. Canalizam energias pelo coração.

São muito sensíveis a sons altos, gritos ou a qualquer outra forma de sofrimento, e reagem fortemente aos desajustes familiares ou sociológicos.

As pessoas à sua volta percebem esta sua característica e torna-se comum descarregarem seus conflitos emocionais sobre eles e saírem se sentindo bem melhor. É o reflexo da sua ânsia por limpar a sujeira do mundo.

Os seus principais problemas são um idealismo exagerado, expectativas excessivas, muita exigência e uma hiperempatia. Uma negação de si mesmo e expectativas não verbalizadas dos outros podem resultar em cinismo.

No campo de trabalho destacam-se como religiosos, ecologistas, enfermeiros, médicos, terapeutas.

ANEL DO PROPÓSITO

Fig. 40

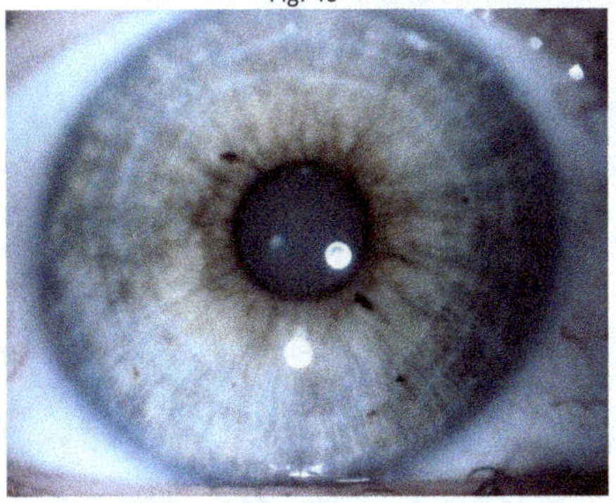

O Anel do Propósito, também conhecido por Anel da Objetividade fica localizado na periferia da íris ainda dentro da íris, podendo este ser azul ou marrom (preto).
Observar a nitidez, a espessura e a intensidade do anel.

Essas pessoas têm um sentido de propósito especial na vida, estão sempre em busca de sua missão. Mas falta-lhes clareza para realizar seus objetivos e têm dificuldade de focar suas ações.

Fig. 41

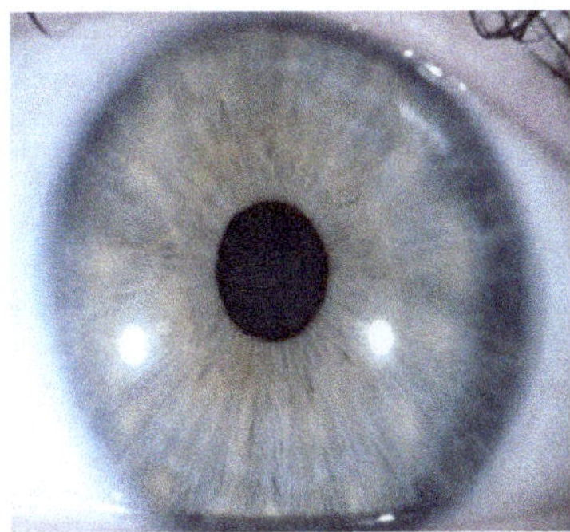

As pessoas com esse anel possuem uma natureza altamente conceitual, são idealistas e podem se tornar líderes de uma causa especial. Elas têm dificuldade em manifestar seus esforços no mundo físico. Como não querem ficar presas a nada preferem manter seus planos nebulosos.

São suaves e quietas e não sofrem de ansiedade. Podem parecer acomodadas e satisfeitas com seu modo de vida. Mas internamente, num nível subconsciente, elas estão profundamente insatisfeitas. Por medo do fracasso têm uma tendência a dissolver as iniciativas arriscadas antes mesmo de começá-las.

Preferem aguardar um sinal dos céus, como se fosse um telegrama divino, lhes informando o que devem fazer. Acham que seu momento chegará e estão preparadas para aceitarem somente o que sonham em fazer. E nisso é comum ficarem estagnadas ou indecisas por longo tempo, preferindo não fazer absolutamente nada no momento, esperando que as coisas aconteçam e venham até elas. Essa relutância em agir pode torna-las intrinsecamente fixada ao ponto da inércia. Tendem à procrastinação. Ao vencer essa inércia, essas pessoas descobrirão que podem desenvolver uma alta capacidade de alcance.

ANEL DA DETERMINAÇÃO

Fig. 42

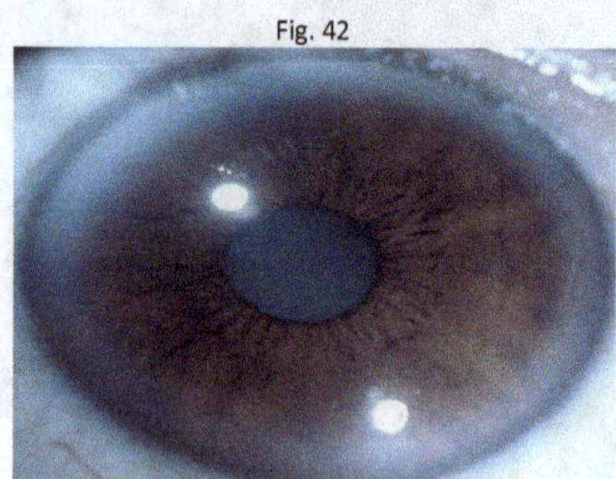

Trata-se de um anel não estrutural que costuma aparecer no decorrer da vida.

O Anel de Determinação é identificado por uma faixa esbranquiçada e contínua na periferia da íris. Normalmente ele se forma da parte superior para baixo da íris, embora ocasionalmente seja encontrado embaixo, sem aparecer na parte superior da íris. Essa faixa branca costuma demorar de 50 a 60 anos para se formar, sendo raro ser encontrada abaixo dos 40 anos de idade, porém existe.

Este anel indica o endurecimento das artérias e também das atitudes, desenvolvendo tendência à fixação, intolerância, obstinação, teimosia. Indica também uma natureza ousada, decisiva e determinada com força de vontade para atingir seus objetivos. Essas características ficam mais aparentes nas situações sociais, quando demonstram ser intolerantes ou fixadas naquilo que querem.

Comumente possuem opiniões fortes fundamentadas nas suas crenças, dando a impressão de serem "cabeças feitas", e sem abertura para aceitar o ponto de vista alheio. Tipo "é isso e acabou". Por isso precisam aprender a flexibilidade e a aceitação. E para tal, vão necessitar desenvolver o seu lado espiritual com reflexões, interiorizando-se para encontrar sua paz interior.

Tipicamente, esses indivíduos, têm uma fixação com o passado, sempre saudosos como as coisas eram antes. Geralmente resistem ao novo, e reagem com desdém quando o assunto é mudança ou alguma coisa progressiva.

COMBINAÇÃO DE ANÉIS:

Quando os anéis de **Harmonia e Realização** são encontrados no mesmo olho, a pessoa terá uma qualidade semelhante a de um Agitador, porém de natureza física e pessoal. A função de sensibilidade do padrão de Harmonia, quando combinada com a natureza decisiva do Anel de Realização, anima ainda que contraia toda a expressão do caráter do indivíduo. Além do mais, ela cria intensidade e uma urgência para atingir o objetivo final, com compaixão.

Quando encontramos um padrão de **Harmonia com o Anel de Propósito**, há um abrandamento e uma diminuição da expressão externa da personalidade e do intelecto. O Anel de propósito torna a pessoa mais independente e silencia a reatividade do padrão de Harmonia. Este movimento aumenta a habilidade da pessoa para observar, em um estado mental.

Quando presentes no mesmo olho **Harmonia e Propósito** cresce o sentido de ser especial e aprofunda o sentido de urgência para atingir uma realização misteriosa. A combinação desses dois anéis pode criar uma ansiedade impaciente que pode levar a um conflito interno ou a uma resolução derradeira. É difícil que alguém que tenha ambos estes padrões fique "em cima do muro".

TUDO NA NOSSA VIDA REQUER INVESTIMENTO

TUDO O QUE VOCÊ É E TUDO O QUE TEM É FRUTO DO QUANTO VOCÊ INVESTIU PARA ISSO

MÉTODO RAYID RELACIONADO COM OS FLORAIS DE BACH

Os Padrões da personalidade já foram descritos anteriormente, mas para que estas abordagens fiquem bastante claras, dentro do contexto, vou fazer um retrospecto para facilitar a compreensão da relação entre as características dos Padrões Iridológicos e do estudo das personalidades dos Florais de Bach.

As **personalidades Gema** ou **Joia** aprendem melhor através de instruções visuais ou descritivas e indicam ser uma pessoa intelectual com muita facilidade para análise e diálogo; são sensíveis e inquisidoras, profundos observadores, possuindo muita criatividade mental. Muitas vezes têm aparência de serem presunçosos ou arredios devido ao seu autocontrole e à sua independência. Costumam ser filósofos, críticos e planejadores; são líderes persuasivos e inspirados. São chamados de "rocha dos tempos" devido à sua sabedoria e aos talentos que possuem. As personalidades Gema se assemelham à personalidade Water Violet.

WATER VIOLET
Fig. 43

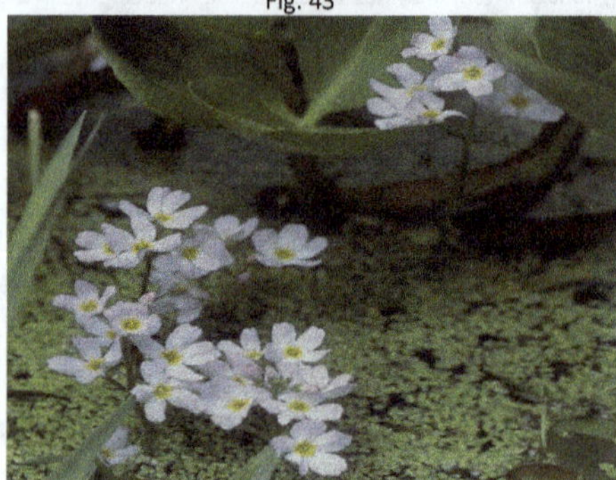

A maior virtude de **Water Violet** é a humildade. No estado positivo estas pessoas se revelam como líderes autênticos, grandes mestres e sábios. São talentosas e possuem boa capacidade de síntese; são pessoas muito inteligentes e indivíduos ligados à cura.

Porém, o seu maior defeito é o orgulho. Se sentem superiores, estabelecem limites, não se misturam com as outras pessoas, por isso têm dificuldade em fazer amizades íntimas. São reservadas, tímidas, egoístas, vaidosas, extremamente seletivas, independentes; a liberdade é fundamental para elas. São pessoas solitárias e arrogantes. Possuem uma personalidade muito forte, não se deixando influenciar pelos outros. Passam uma imagem de serem inacessíveis.

Estas personalidades são sempre solicitadas a darem conselhos e acabam sendo usadas como se fosse uma lata de lixo, onde as outras pessoas depositam seu dejeto mental. Ao passo que, não gostam de sobrecarregar os outros com seus problemas, nem costumam interferir na vida de ninguém, transmitem grande paz interior.

As vocações naturais desta personalidade são escritores, atores dramáticos, contadores, são pessoas aptas a trabalhar em Órgãos Governamentais de Inteligência, área de computação, psicólogos.

Estas pessoas costumam sofrer de tensão muscular, artrite e artrose, reumatismos, depressão, problemas nos olhos, dores de cabeça.

Esta essência vai ajudar o indivíduo a compartilhar a vida com os outros, a deixar fluir a energia bloqueada e estagnada transformando sua tristeza e rigidez manifestada no seu corpo e nos seus sentimentos. Ajudará a pôr em prática a "Lei do Serviço" trabalhando em prol dos necessitados. Vai ajudar a resgatar a humildade e a alegria interna. E a desenvolver o amor incondicional através da compreensão do outro e da sua doação.

É aconselhável que estas pessoas procurem afinar-se com o Eu Superior de cada uma das pessoas com as quais está lidando, exercitando sua enorme capacidade a amar. E praticar Yoga.

As personalidades Flor fazem muitos gestos e aprendem mais depressa através de instruções auditivas. Elas como as flores nos trazem a alegria e a vitalidade. São pessoas cheias de emoção, espontâneas, são a alma da festa, adoram se exibir; gostam de música e das artes. São os inventores, escritores, atores.

Assemelham-se às personalidades Agrimony e Clematis. Enquanto as personalidades Gema são os tipos que mais resistem às mudanças, no tipo Flor a mudança é a sua marca registrada.

AGRIMONY
Fig. 44

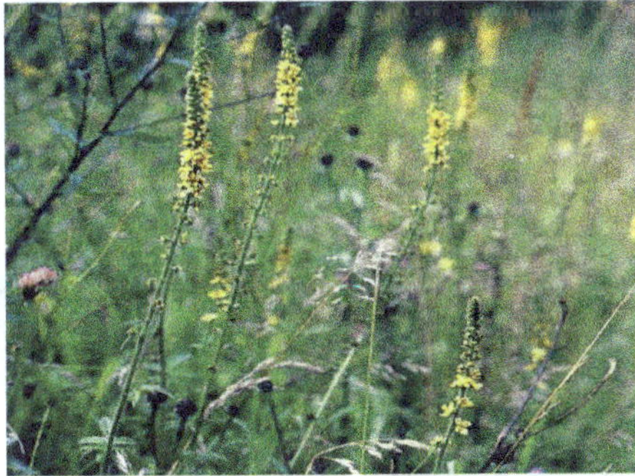

As virtudes de Agrimony são a honestidade consigo mesmo, a verdadeira paz de espírito e saber enfrentar os outros e a vida com alegria.

O aspecto negativo desta personalidade é não conseguir encarar a realidade e ocultar suas tristezas com um sorriso não verdadeiro, como se fossem máscaras encobrindo seu sofrimento. Sempre com a intenção de agradar e de não incomodar o outro, nega a si próprio em troca de aceitação. São pessoas muito carentes que necessitam receber muito afeto e aprovação de todos que as rodeiam. O desassossego, a melancolia e a ansiedade impedem que estas pessoas enxerguem o que possuem de melhor em si, elas fogem de si mesmas.

Normalmente são joviais, animadas, bem humoradas, ótimas amigas, detestam discussões ou brigas; quando estão doentes riem da situação. São a alegria da festa, os contadores de piadas. Mas à noite quando se desfazem de suas máscaras e ficam a sós com seus verdadeiros sentimentos vem aquela sensação de sufoco devido a tudo que negou durante o dia, podendo sentir um estreitamento na garganta, no esôfago, dificuldade de respirar, insônia, crise de asma, angústia, rinite, crises alérgicas, bruxismo, sonambulismo, pesadelos ou dor no peito. Essas pessoas podem vir a buscar consolo no álcool, nas drogas, no fumo, no excesso de comida resultando em obesidade. Elas mentem para si mesmas o tempo todo, podendo tornar-se mentirosas patológicas. Muitas delas mantém pequenos vícios ocultos.

As vocações naturais do tipo Agrimony são vendedores, comediantes naturais, satíricos e mordazes. Guardas-florestais ou qualquer função ligada à paz na natureza.

Este floral é o ansiolítico do Sistema de Bach e é conhecido como bisturi. É comum se expelir secreções escuras por vários orifícios quando se faz uso de Agrimony.

Esta essência aflora a causa da angústia ao Eu; vai trabalhar a Verdade; ajudar a pessoa a viver com real satisfação, sentindo a alegria de ser quem realmente é buscando respostas para as questões: Quem sou eu? O que estou fazendo com minha vida? E o que fui até agora?

Ele ajudará a limpar os venenos das emoções negadas, a recuperar alcoólatras e drogados.

Recomenda-se que renunciem a todo tipo de estimulantes, que reconheçam seus conflitos e os analise por escrito, identificando a causa implícita. Considerem as situações com objetividade e retirem estes óculos cor-de-rosa para ter a verdadeira visão da vida. Façam exercícios de Yoga para harmonizar sua energia.

CLEMATIS
Fig. 45

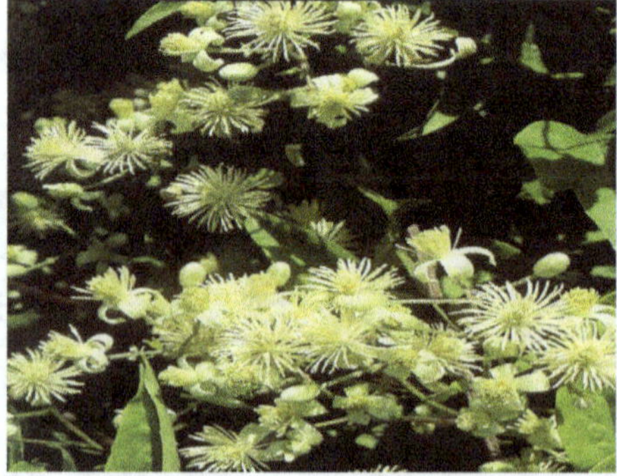

A maior virtude do Clematis é permanecer no aqui e agora.

São personalidades ligadas ao idealismo criativo. No estado negativo elas estão sempre desligadas da realidade, "fora do ar"; estão sempre com o pensamento no futuro, fazendo dele o seu presente. São desatentos e distraídos e todos esses sintomas podem ser temporários.

Eles dão pouca importância a realidade física. São eternos sonhadores vivendo no "mundo da lua". São idealistas esperando por um futuro melhor. Sempre confusos sofrem de falta de concentração e memória fraca; são imaginativos; excêntricos, desajeitados, românticos e possuem dons artísticos, obsessão religiosa e podem apresentar quadro psicótico.

Estas personalidades costumam ter os pés e as mãos frias e tendências a desmaios. Podem vir a ter, mais cedo ou mais tarde, problemas de visão ou audição. Demonstram um potencial criativo superior ao encontrado nas pessoas comuns. Precisam de muitas horas de sono. É um floral indicado na adolescência e na terceira idade.

As vocações naturais dessa personalidade são artistas, músicos, escritores, inventores, ativistas ecológicos, pessoas que lidam com animais, religiosos, professores, editores, escritores de discursos políticos.

Esta essência contribui para aumentar o nível de integração corporal; aumenta a concentração melhorando o aprendizado. Antes de exames, ajuda a permanecerem alertas e focados. Resgata a consciência em caso de desmaios e restitui as sensações em casos de paralisias.

A estas pessoas é recomendado praticarem Yoga ou Tai-Chi para fortalecer o corpo etéreo. Pegar sol regularmente e dedicar-se a passatempos criativos como tecelagem ou pintura.

 As personalidades Correntes são pessoas intuitivas e aprendem melhor quando vivenciam suas lições. A característica que melhor identifica esta personalidade é a sensibilidade física, mental e intuitiva. São altamente receptivos a tudo. Eles percebem imediatamente qualquer mudança, como se fossem um radar ambulante.

Esta extrema sensibilidade que possuem os mantêm num estado de constante movimento e serena intranquilidade. A vida para eles é ao mesmo tempo um dom e um desafio. O maior potencial do Corrente ocorre quando ele pratica a imobilidade perfeita. Eles têm tendência às profissões ligadas à cura, destacando-se também no atletismo e no trabalho social.

O **Impatiens** representa esta energia de ação em constante movimento. E o **Aspen** em estado positivo, a percepção e sensibilidade.

IMPATIENS

Fig. 46

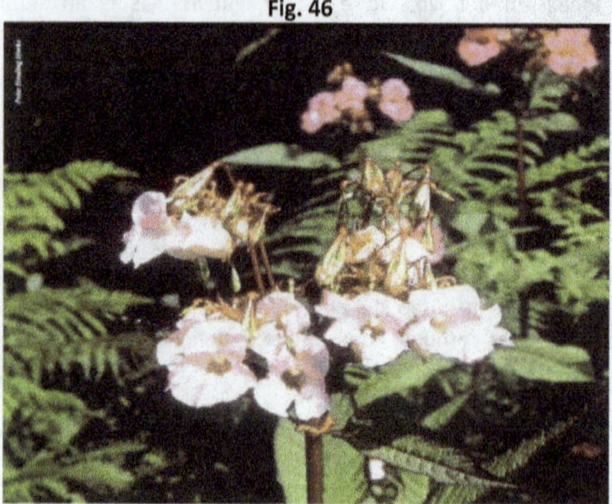

As virtudes de Impatiens são a paciência, a tranquilidade, a delicadeza e o perdão, mostram grande empatia e espontaneidade.

Os indivíduos desta personalidade, no aspecto negativo, são impacientes, intranquilos, agitados, apressados, ríspidos, depreciativos, mal humorados, inquietos, intolerantes, tensos, nervosos, querem que tudo seja feito sem hesitação nem atraso, são rápidos no pensamento e na ação. Quando adoecem ficam ansiosos para se restabelecerem logo e quando sentem cansaço é imediato. Para as pessoas desta personalidade é muito difícil ter paciência com as pessoas lentas porque para eles estas pessoas estão erradas e representam uma perda de tempo. Preferem trabalhar sozinhos devido ao seu ritmo acelerado. Na maior parte do tempo estão pensando no que têm para fazer.

Estes indivíduos quando estão em atividade, derrubam as coisas, tropeçam; devido à sua natureza impetuosa são chegados a sofrerem acidentes, embora sejam capazes de reagir prontamente, o que os livra da circunstância. Possuem uma agonia incontrolável. Têm o hábito de comer muito depressa. São muito seletivos. São inexoráveis, difíceis de perdoar. Magoam os outros, fazendo-os se sentirem inferiores.

O maior erro do Impatiens negativo é a excessiva obstinação e os limites auto impostos com forte cobrança. Não é aconselhável lhes fazer qualquer comentário crítico, por mais diplomático que seja, quando ele estiver no estado negativo, pois certamente ficará enraivecido, embora sua explosão seja passageira. Eles conhecem suas dificuldades e buscam conselhos e são gratos por isso.

Estas pessoas comumente sofrem de contraturas musculares nos ombros e na região lombar, torcicolos, cefaleias, câimbras, de problemas digestivos devido à tensão, insônia, depressão por não conseguirem abraçar o mundo, esgotamento nervoso, ondas de calor, fome súbita.

Profissionalmente se destacam em trabalhos que requeiram detalhes e perfeccionismo; em trabalhos que atuem sozinhos ou como finalizador de qualquer empreendimento.

Esta essência é um ansiolítico e os ajudará a serem mais tolerantes, mais gentis e compreensivos. Ela trabalha o nosso tempo interior, nosso ritmo interno e a dominar o ímpeto. Com a transformação do nosso ímpeto passaremos a sentir o silêncio interior e a ouvir a voz da sabedoria. Desta forma poderão readquirir a tranquilidade perdida. Eles possuem dons acima da média e assim terão condições de usufruírem de seus talentos com a devida calma interior.

Antes de dizer alguma coisa, essas pessoas devem respirar fundo. Precisam praticar algum exercício físico para dar vazão às suas tensões e frustrações. Precisam dormir bastante para descansar a mente agitada e de vez em quando mudar de ocupação.

É importante que aprendam a trabalhar em equipe respeitando o ritmo de cada um. Praticar Meditação, Tai Chi e exercícios respiratórios.

ASPEN

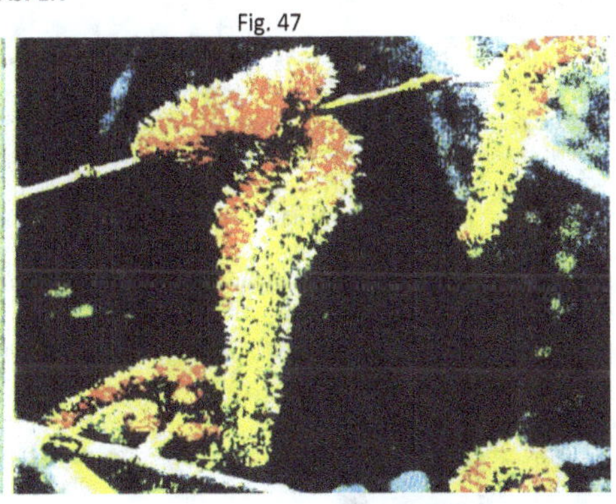

Fig. 47

Suas virtudes são a coragem, a determinação e o destemor. Esse destemor de *Aspen* leva o indivíduo a ir além, aonde outros não vão.

No estado negativo esses indivíduos possuem medos de origem desconhecida, apreensão e mau presságio. São altamente influenciáveis e temem os fenômenos ocultos e as superstições. Eles possuem medo do desconhecido e do obscuro, de coisas que não têm nem explicação. Esses medos podem obcecá-los dia e noite.

É comum essas pessoas terem pesadelos e sofrerem de sonambulismo; também costumam sentir muita dor de cabeça devido à sua terceira visão. Apresentam olhar cansado e perdido, tremores, arrepios, insônia, sudorese, desmaios repentinos. Devido à confusão de mensagens que recebe do inconsciente, o ritmo dos seus pensamentos, bem como o seu ritmo respiratório são muito afetados.

Esta essência protege as pessoas sensíveis de influências negativas vindas de outras pessoas, bem como de outros planos espirituais. Beneficia os indivíduos que se encontram insatisfeitos com a vida superficial que levam, conduzindo-os a uma busca interior mais profunda.

Este floral traz a sabedoria, a harmonia interior à integração profunda; abre o caminho da aventura e traz a alegria de viver; transforma a sombra em luz.

No campo profissional são bons professores, psicoterapeutas e parapsicólogos.

É recomendado que essas pessoas trabalhem com argila, jardinagem, mexam com a terra, ou com cerâmica.

Devem evitar bebidas alcoólicas; não devem assistir filmes de terror, principalmente antes de dormir.

 A personalidade Ponta de Lança ou Agitador se caracteriza por serem pessoas intensamente entusiasmadas, que se dedicam a uma causa nobre, possuindo um objetivo muito forte em sua vida.

Elas aprendem melhor pela intuição e pelo contato. São personalidades extremistas e são pessoas raras no mundo. Tanto podem atingir a grandes alturas nas realizações, como podem sucumbir através da autodestruição. Elas são um paradoxo vivo: ou tornam-se um grande sucesso ou um grande fracasso na vida. São pessoas fanáticas, dedicadas e leais, pioneiras, tenazes, desbravadores corajosos que vão aonde as pessoas normais não conseguem ir; sua tarefa é expandir os limites. Têm o potencial para criarem mudanças duradouras na sociedade. Em geral são inventores, exploradores ou motivadores, possuem grande afinidade com o meio ambiente e gostam de estar ao ar livre. Esta personalidade é a própria expressão do **Vervain** e do **Oak**.

VERVAIN
Fig. 48

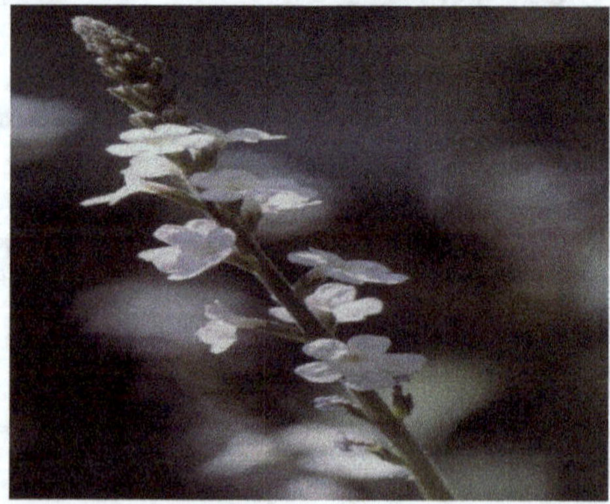

As virtudes do **Vervain** são a tranquilidade, a autodisciplina e a clareza mental. No estado positivo sabem dominar sua divina inquietação, empregando suas energias sabiamente com amor. Conseguirão ouvir a opinião das outras pessoas, revendo seus conceitos com tranquilidade.

Mas, estando em desequilíbrio, esta personalidade tende ao fanatismo ideológico e a uma preocupação exagerada pelas injustiças sociais. São considerados os guerreiros, enfrentam o perigo sem medo e estão sempre lutando pela causa dos oprimidos. Esbanjam suas energias porque dispendem esforço excessivo.

Excitam-se mentalmente diante de tantas ideias que invadem sua cabeça, idealizam mais do que agem. São pessoas radicais sempre prontas a convencerem os outros das suas opiniões. Possuem um desequilíbrio mental que poderá levá-los a extremados sacrifícios.

Estes indivíduos possuem grande objetividade e movimentos rápidos; são hiperativos, porém indisciplinados. São revolucionários, pregadores itinerantes, que jamais conseguem ficar de boca fechada devido à sua cólera e intolerância.

São entusiasmados, alegres, apaixonados, possuem uma euforia contagiante vibrando com tudo que fazem. São pessoas de sangue quente. Quando estão positivas são pessoas fascinantes.

Normalmente desconsideram a noção de limites e precisam trabalhar o respeito pelo seu espaço e pelo do outro.

Podem sofrer de bruxismo; ter manias com a boca, roer unhas; estresse; disritmias; infecções renais ou cálculos; podem ter sopro no coração ou até sofrer um infarto. É comum apresentarem neuroses ou psicoses maníacas depressivas; problemas de coluna na região cervical; insônia e histeria.

Este floral vai ajudar a canalizar sua energia para concretização dos seus ideais, equilibrando sua forte dispersão. Vai diminuir seu ritmo acelerado e acalmar sua ansiedade de querer convencer sempre os outros das suas ideias, entenderão que o seu jeito não é o único jeito. Essas pessoas vão passar a agir com mais equilíbrio e serenidade.

Precisam praticar Meditação; Tai Chi ou outras formas de exercícios lentos e harmoniosos; dança; exercícios respiratórios; compreender que para se obter êxito na vida o importante é empregar uma tática adequada a cada situação e que não é o uso do esforço excessivo que vai lhes dar os melhores resultados. A prática do Xadrez vai auxiliar muito esta personalidade.

OAK

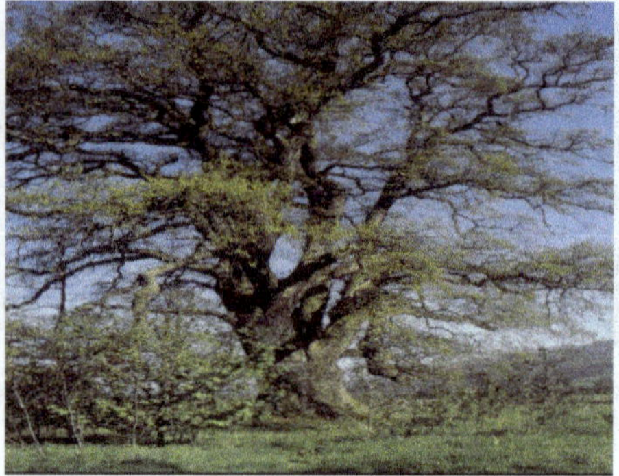
Fig. 49

As virtudes de Oak são a força e a resistência. Estando positivas, essas pessoas sabem avaliar até onde devem empregar seus esforços sem desgaste; são muito leais e tem uma hiperatividade natural.

No aspecto negativo, exageram assumindo responsabilidades em excesso. São grandes batalhadores que enfrentam grandes adversidades sem perderem a esperança, sempre com o mesmo otimismo. Trabalham compulsivamente sem se queixarem. Normalmente sentem grande cansaço físico e não dão atenção aos sinais de esgotamento. Quando adoecem não se entregam, procuram a cura, tornam-se inquietos, sempre com a preocupação de não serem um "peso" para os outros. O seu nível de exigência é muito alto, inclusive consigo mesmo.

Essas pessoas não possuem flexibilidade, não têm "jogo de cintura" nas situações da vida. Precisam desenvolver esta qualidade para vencer a rigidez que se reflete na musculatura afetando os ombros, o pescoço e a região lombar em forma de contratura e tensão muscular. Podem sofrer de hipertensão arterial; de problemas vasculares (A.V.C. ou infarto), uma úlcera hemorrágica; colapso nervoso; estresse; rinite; sinusite; problemas renais; tonturas; alterações visuais; deformações ósseas, ou terem dificuldades digestivas.

A vida acaba quebrando a rigidez de um Oak por perda de estrutura material ou no seu ponto de honra.

Esta essência vai trazer força, flexibilidade, conhecimento de seus limites e necessidades; Oak ajuda estas pessoas a retomarem a alegria de viver.

Os indivíduos desta personalidade precisam fazer exercícios para diminuírem a rigidez na região do pescoço e dos ombros. Devem dar um tempo a si mesmo sem fazerem nada ou dedicarem-se a passatempos tolos para descansarem a mente.

INTROVERSÃO E EXTROVERSÃO E OS FLORAIS DE BACH

O anel de expressão é um cordão estreito que circunda a pupila caracterizando a introversão ou a extroversão. Este nos permite conhecer o estilo de vida e hábitos de uma pessoa. Quando o anel é perfeitamente redondo, o comportamento do indivíduo é firme e uniforme. Mas se a forma do anel é irregular significa que o comportamento tem alto e baixo, apresentando um humor variável.

Em caso de humor variável pode-se empregar o uso do:

SCLERANTHUS
Fig. 50

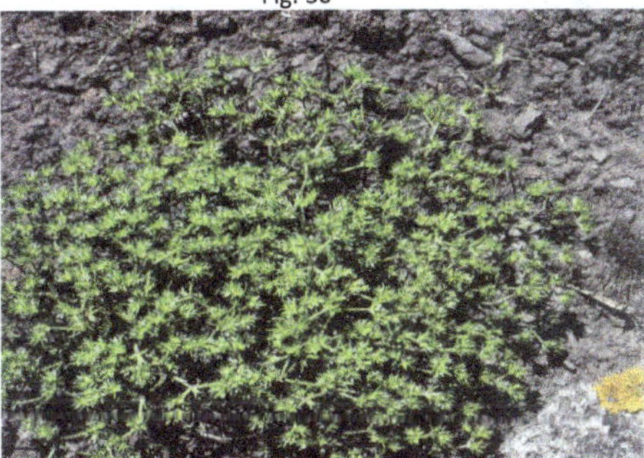

A maior virtude do Scleranthus é a decisão, a firmeza.

O aspecto negativo dessa personalidade é não saber decidir entre duas situações opostas. A instabilidade é que gera o desequilíbrio, as hesitações constantes. São pessoas que passam da extrema euforia a depressão, não sendo confiáveis.

Elas mantêm suas dúvidas em segredo, sem pedir conselhos. São oscilantes, nunca decidem nada; possuem humor variável. Num determinado momento está com bastante energia e em outro, totalmente sem energia. Costumam apresentar alternância entre o choro e o riso; entre a fome e a inapetência.

Normalmente sofrem de cefaleias periódicas; de falta de concentração. As mulheres podem apresentar alterações menstruais e displasias mamárias. Em face do desequilíbrio que apresentam, podem sofrer de enjoos pela manhã ou em viagens; labirintite; depressão; inquietação; epilepsia; rejeição ao próprio corpo; tendência à hipoglicemia; esquizofrenia, autismo e síndrome de Down.

As profissões adequadas a essa personalidade são de militares, juízes, operadores de bolsas de valores, conselheiros executivos empresariais e corretores de bens imobiliários.

Este floral vai auxiliar o indivíduo a resgatar o seu equilíbrio, a definir o seu modo de ser, a fortalecer sua vontade. Vai aumentar o poder de concentração e determinação. Vai torná-lo versátil e flexível, a tomar decisões corretas instantaneamente.

Este floral auxilia a comunicação entre os hemisféricos cerebrais melhorando dessa forma, o aprendizado e a meditação. Equilibra o humor e a tensão pré-menstrual, regula o fluxo sanguíneo intenso. É bem indicado em caso de desmaios, tonturas e náuseas.

Este floral traz a identidade.

Estas pessoas devem evitar os extremos; não devem exagerar nas atividades físicas, mentais, emocionais, sexuais, etc. Precisam tomar consciência de seu próprio ritmo e desenvolverem a constância e a perseverança.

Os indivíduos com o **Padrão Introversão** sentem-se atraídos pelos **Extrovertidos** para relacionamentos duradouros.

Os extrovertidos são imediatistas, vivem no "aqui e agora", são pessoas ativas, que fornecem a energia que mantém a sociedade em movimento numa engrenagem perfeita. São impulsivos, inquietos, exageradamente honestos, necessitam da segurança doméstica, de reconhecimento social, e de um relacionamento profundo com outra pessoa. São pessoas otimistas.

Os **extrovertidos** correspondem à personalidade do **Impatiens** (vide Fig.46). A Extroversão libera a energia; seu movimento é para fora da vitalidade emocional e física; enquanto que a Introversão acumula a energia e a sensibilidade no corpo e na mente. É o movimento da vitalidade emocional e física voltada para dentro.

Os indivíduos desta personalidade precisam fazer exercícios para diminuírem a rigidez na região do pescoço e dos ombros. Devem dar um tempo a si mesmo sem fazerem nada ou dedicarem-se a passatempos tolos para descansarem a mente.

Os introvertidos são pessoas seguras e possuem um profundo conhecimento interior. São independentes e não se deixam influenciar por falsos estímulos exteriores. Possuem sabedoria, criatividade e bom senso. São observadores e associam esta qualidade à sua sintonia interior aumentando a compreensão que possuem dos outros. Sabem ouvir e aconselhar; são ótimos psicológicos ou psicoterapeutas e grandes professores.

Os introvertidos são personalidades Water Violet (Vide Fig. 43). Mas podem tornar-se agitados, inseguros e sem autoconfiança, retraídos, arrogantes ou impacientes, caso essa vitalidade não se expresse este bloqueio poderá se tornar destrutivo para o corpo e para a mente. Neste caso será necessário associar ao Impatiens (vide Fig. 46), o **Larch** (Vide Fig. 51) **e o Beech** (Vide Fig.52).

LARCH
Fig. 51

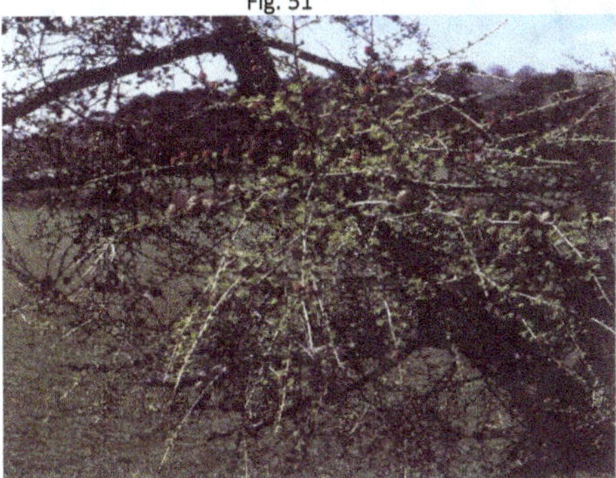

As virtudes de Larch são a segurança e a autoconfiança.

No aspecto negativo estas pessoas se sentem inferiorizadas, não se arriscam a nada por falta de confiança em si e desta forma perdem grandes oportunidades na vida, embora tenham habilidades e capacidade para exercer tais funções. Estão sempre adiando tomar decisões e antecipam o fracasso.

Estas pessoas são inibidas, inseguras, medrosas, se autodepreciam por sentimento de menos valia, se sentem inúteis e impotentes. Estes sentimentos negativos podem ter sido assimilados na infância até mesmo em fase de bebê. O Larch negativo tem sua energia vital bloqueada, são extremamente sensíveis, sem poder de decisão. A sua linguagem é carregada de negativismo, valorizando sempre o erro.

Estas pessoas podem sofrer de desequilíbrios, tonturas, deformações na coluna, tremores, impotência sexual, distúrbios hormonais da Tireoide e da Hipófise; de poli cistos nos ovários, irritação na garganta, pigarros, medos: do fracasso, de recomeçar, de altura, de passar em locais estreitos, de esquiar, de saltar de piscinas, de animais voadores.

Esta essência é muito útil no aprendizado de línguas ou atividades artísticas, em deficientes físicos, após acidentes traumatizantes para que acreditem em si novamente; em fases de aposentadoria.

Estas pessoas precisam descobrir seus próprios valores e colocá-los em ação. Procurar novas experiências, novos passatempos, novas amizades.

Larch vai despertar a nossa visão interior, vai nos dar a força da ação, a liberdade da alma, vai nos ajudar a lidar com os nossos erros e o erro torna-se positivo quando se adquire o aprendizado através dele.

BEECH
Fig. 52

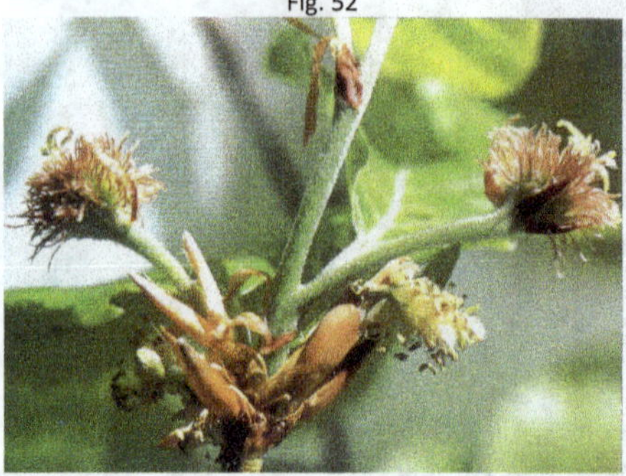

As virtudes do Beech são a tolerância, a compreensão e a sabedoria.

No aspecto negativo, esses indivíduos são demasiadamente críticos, não conseguem ver o lado bom das pessoas que os rodeiam; costumam olhar os outros de forma arrogante, sem perceber, nem corrigir seus próprios erros.

Consideram-se perfeitos e desta forma não mudam sua postura negativa diante do mundo. Não aceitam, nem compreendem as pessoas com pensamentos, ou com modos de agir que sejam diferentes dos seus. "Vêm o argueiro nos olhos dos outros, mas não enxergam a trave nos seus".

Além de hipercríticos são irritadiços, rígidos, tensos, intolerantes com ruídos, com luzes fortes ou com dores. São pessoas ranzinzas, chatas, ranhetas, pedantes que se incomodam com pequenas coisas, como modo de falar, hábitos, manias, gestos dos outros, ou com qualquer imperfeição alheia. Estão sempre prontos a julgar o próximo, pois são os "donos da verdade" e não se permitem errar. São intolerantes com crianças e necessitam se isolar para trabalhar.

Estas pessoas têm tendência a viver sós, exigem ordem e disciplina dos outros, são perfeccionistas.

Costumam apresentar alteração ao nível sanguíneo (colesterol, triglicerídeos, ácido úrico), deformações ósseas na coluna, artroses, artrites, cálculos renais, vesícula biliar. Seu ponto fraco são os pés, podem ter deformações (joanetes), inchaços, varizes, muito cansaço nas pernas, hemorroidas, dores ciáticas. É comum terem problemas no fígado, cálculos de vesícula ou renal, distúrbios estomacais. No homem podem surgir alterações na próstata, e nas mulheres problemas ginecológicos. Labirintite, distúrbios na área da garganta ou laringe.

Esta essência vai transformar o seu orgulho em humildade; ele passará a ser mais tolerante, tendo seus pés no chão; passará a ter acuidade mental sendo capaz de perceber e aceitar os diferentes padrões do comportamento humano e ter boa capacidade de diagnóstico. E o principal é que eles consigam através de um esforço sincero se autocorrigirem, o que os conduzirá a serem mestres positivos ou orientadores dotados de tolerância e compreensão.

A prática da dança é excelente para aliviar a tensão interna dos Beech. E o conselho é que precisam ser mais delicados e bondosos consigo mesmos para que também saibam ser bondosos com os outros.

OS HEMISFÉRIOS CEREBRAIS E OS FLORAIS DE BACH

O olho predominante expressa a personalidade do indivíduo. E este é identificado pela maior concentração de cor ou pelo que possui maior quantidade de caracteres. O olho direito representa as características herdadas do pai e equivale ao Hemisfério Esquerdo. Olho esquerdo representa as características herdadas do lado materno e corresponde ao Hemisfério Direito. Uma característica importante que evidencia a predominância do hemisfério é uma pupila mais dilatada que a outra. A maior indica o hemisfério predominante.

As pessoas com predominância cerebral do **Hemisfério Direito** possuem um relacionamento mais próximo com a mãe. São fluentes, criativas e agradáveis, são uma dádiva para o mundo. Têm grande imaginação e criatividade; são tolerantes e se abstraem com facilidade. Estão sempre apresentando novas ideias; são sonhadoras, gostam de cooperar com os outros e são amantes da paz; estão sempre dando consentimento a tudo. Mas este temperamento brando pode redundar em desorganização, indecisão e desamparo, tornando-se aéreas e sem praticidade, não são pessoas objetivas. Essas pessoas estão mais envolvidas com a busca espiritual ou emocional. Estas são as personalidades **Clematis (**Vide Fig. 44).

Quem possui predominância do **Hemisfério Esquerdo** do cérebro tem um relacionamento melhor com o pai. São mais voltadas para o raciocínio lógico e material. São os realizadores ativos e são impulsionados para o sucesso. São organizados e lógicos; são práticos, objetivos, com grande capacidade para liderança; são confiáveis e leais. Essas pessoas têm dificuldade em aceitar novas ideias ou abandonar seus compromissos; persistem nos seus objetivos e nos seus relacionamentos; prezam os valores tradicionais.

Estas características correspondem às personalidades **Impatiens** (Vide Fig. 46) e **Vine**.

VINE
Fig. 53

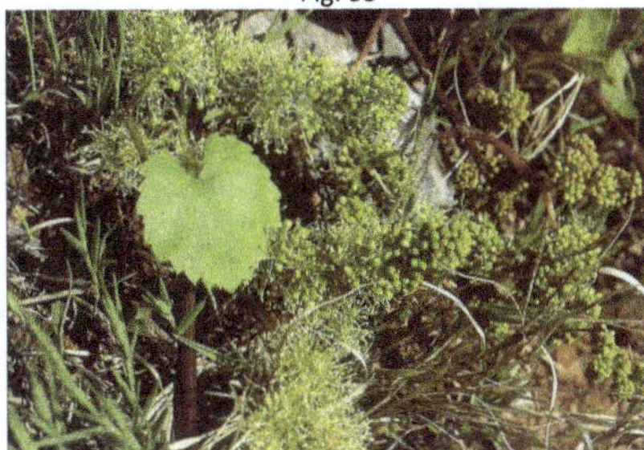

As virtudes de Vine são a compaixão e o aprendizado.

E os defeitos são muitos; são indivíduos dominadores, tiranos, controladores, autoritários, ambiciosos, inflexíveis, insensíveis, sádicos, cruéis, líderes natos (Hitler), possuem sede de poder, habilidade para resolver as situações mais difíceis, possuem uma personalidade muito forte, grande força de vontade. São seguros e confiantes, exigentes e não toleram desafio à sua autoridade, nem desobediência. Não discutem, impõem; se consideram superiores; e para atingirem seus objetivos passam por cima de quem precisar, são duros, maus e arrogantes. Não conseguem ser amorosos nem compreensivos. Mas recorrem à sedução quando não conseguem dominar com atitudes tirânicas. Eles pensam que estão fazendo um favor aos outros quando lhes dizem como devem fazer as coisas, e exigem que as coisas sejam feitas exatamente como mandam. Eles são o "sabe-tudo" e acham que Deus se esqueceu de dar um cérebro aos outros, e por isso, sentem que devem dirigir e controlar todos ao seu redor. Estas pessoas que convivem com um Vine tem somente duas saídas: ou obedecem ou são excluídas da sua relação. Os Vine se obrigam a se exercitarem todos os dias, com disciplina férrea, mas no íntimo estão sempre preocupados com seu sucesso, com sua carreira, com seu desempenho. São sempre temidos, nunca amados, mas quando lhes interessa sabem ser suaves e respeitadores.

Estas pessoas podem sofrer de hipertensão arterial, tensão muscular, doenças mentais, perversões, irritabilidade, dores na coluna, impotência sexual. Podem ter seus órgãos dos sentidos afetados, que vão degenerando levando à surdez, cegueira etc. Psoríases, vitiligo, dermatites; problemas digestivos desde a boca até os intestinos e diabetes.

Esta essência trabalha o poder espiritual, que é o responsável pela transformação sobre nosso corpo material; estas pessoas Vine precisam usar seu poder para trabalhar pelo coletivo doando-se em altruísmo para o mundo. A essência Vine ajuda a estas pessoas a respeitarem a liberdade de ação dos outros. Aprendem a descentralizar seu poder e usar a sua capacidade de liderança com respeito e benevolência. Tornando-se positivos, passam a ser líderes sábios, compreensivos, usam sua autoridade de forma natural. Passam a ajudar os outros a encontrarem seu próprio caminho.

A elas se recomenda que se exercitem em ser um entre muitos, atuando num grupo de trabalho, com humildade e simplicidade. Devem procurar sempre a comunhão com o espírito da outra pessoa. Praticar Yoga e Tai Chi.

Exemplo de personalidades Vine positivo: Moisés, Gandhi, Cristo, Buda. E de Vine negativo: Hitler.

É muito comum encontrar-se este tipo em militares, em juízes, em advogados. Ou em pessoas que viveram em abandono, em orfanatos, em isolamento, ou com excessiva liberdade.

Esta essência vai ajudar a dissolver as cristalizações que estão retidas na mente e no corpo, geradas pelos padrões fixos pré-estabelecidos pela família, pelos dogmas, pela sociedade. Vai gerar um equilíbrio ósseo, nas articulações e em toda a musculatura. Vai promover a capacidade de adaptação, dando flexibilidade de pensamento e no corpo físico.

Devem fazer caminhadas e exercícios físicos, mas sem imposição de regras básicas. Procurarem julgar por si só o que é bom e o que não é para eles mesmos. Terem horas de lazer e não se agarrarem a nada demasiadamente. Procurarem ter mais flexibilidade nas suas opiniões.

A maioria das nossas **funções conscientes** é provinda do **Hemisfério Esquerdo**, ao passo que as do **subconsciente** provêm do **Hemisfério Direito**, este não usa os sentidos só percebe a unidade total.

OS ANÉIS E OS FLORAIS DE BACH

ANEL DE REALIZAÇÃO:
Este se identifica por estrias concêntricas que circundam a pupila indicando uma natureza voltada para as realizações. São indivíduos motivados a produzir, criar, mudar, são agitados e possuem uma urgência mal definida, são extremamente ansiosos pela própria liberdade e pelas realizações. São perfeccionistas, não aceitando indecisão; não toleram nem limites nem vínculos asfixiantes. Esta personalidade precisa estar sempre ocupada, é atormentada por uma conversa mental repetitiva.
Tratamento: Aromaterapia, relaxamento, exercício respiratório e frequentemente utilizar as essências **Impatiens** (Vide Fig. 46) e **White Chestnut.**

WHITE CHESTNUT
Fig. 54

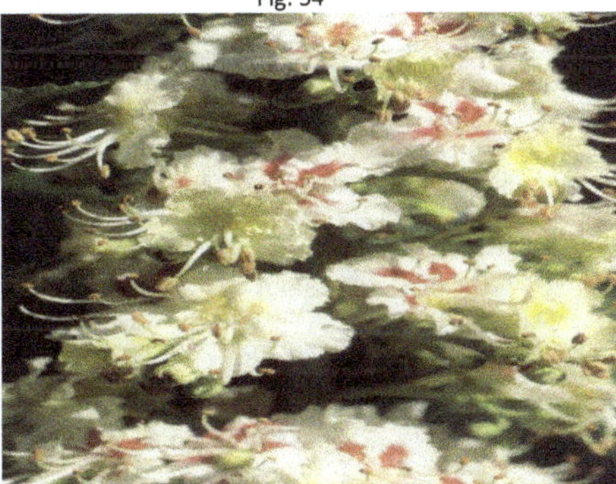

A virtude de White Chestnut é a paz mental e interior.

No aspecto negativo, estes indivíduos são atormentados por pensamentos desagradáveis, repetitivos, não conseguem pensar com clareza nem interromper seus diálogos internos. Isto ocorre em períodos de cansaço mental ou quando a mente não está ocupada por completo por interesses intensos naquele período. Estes pensamentos persistentes e obsessivos põem fim à calma e interferem na capacidade de concentração e na alegria de viver. Estas pessoas são prisioneiras destes pensamentos e fariam qualquer coisa para se livrarem deles. Elas acabam ficando com insônia, cansadas, tristes, sentem dores de cabeça na região frontal ou acima dos olhos. Tendem a ranger os dentes, inconscientemente, devido à sua grande tensão mental (bruxismo).

Essas pessoas costumam apresentar quadro psicótico, neurose obsessiva, sentimento de culpa, falta de concentração devido aos pensamentos torturantes, hipocondria, depressão. Isto ocorre devido à sua mente ser muito rígida, predominando só o seu lado racional.

Elas têm bloqueios de energia na área de entendimento mental, gerando pensamentos obsessivos. Podem sofrer de sinusites, artroses ou artrites, problemas de ATM, má digestão. Costumam formar nódulos no corpo, gânglios, cálculos renais ou de vesícula, e miomas uterinos.

Esta essência vai trazer equilíbrio para seu estado de espírito, acalmando e clareando seus pensamentos. A solução para todos os problemas aflorarão espontaneamente e essa essência ajudará o indivíduo a usar seus poderes mentais de forma construtiva.

Recomendações: exercícios respiratórios e Yoga. É importante que reflitam sobre o "poder do pensamento", ouçam a voz do seu Eu Superior e aceitem ser guiados por esta Força. Imagine seus problemas sendo dissolvidos na água; ou sendo queimados no fogo; ou sendo cobertos por neve; ou sendo destruídos sobre os trilhos de um trem, visualizando o trem passando por cima.

ANEL DE HARMONIA

Este anel se identifica por uma série de pontos brancos ou amarelos que circundam a íris na direção da periferia, indicando indivíduos de ideais elevados em relação às pessoas e ao meio ambiente. São facilmente influenciados e da mesma forma também sabem influenciar os outros. Carregam dentro de si as dores ao seu redor e tentam resolvê-las no seu corpo; processando internamente a amargura familiar. Sofrem de falta de apoio entre as gerações e sofreram durante a gestação. Sofrem de uma profunda amargura e têm necessidade de se ocuparem 24 horas por dia. Captam tudo do inconsciente coletivo e com isso se exaurem, queimam muito cálcio.

Não aceitam a desordem, lutam pela manutenção do equilíbrio e são pessoas carismáticas, incansáveis e que estão sempre buscando forças. A negação de si mesmo e as expectativas não verbalizadas vindas dos outros podem resultar em cinismo, decepção e isolamento.

Como tratamento o canto e o riso são primordiais. Esse indivíduo precisa se conscientizar das suas características, praticar Meditação e se aquietar 15 minutos, 3 vezes por dia.

Recomendação: **Agrimony** (vide Fig. 44**), Star of Bethlehem**, **Willow** e **Olive**.

STAR OF BETHLEM
Fig. 55

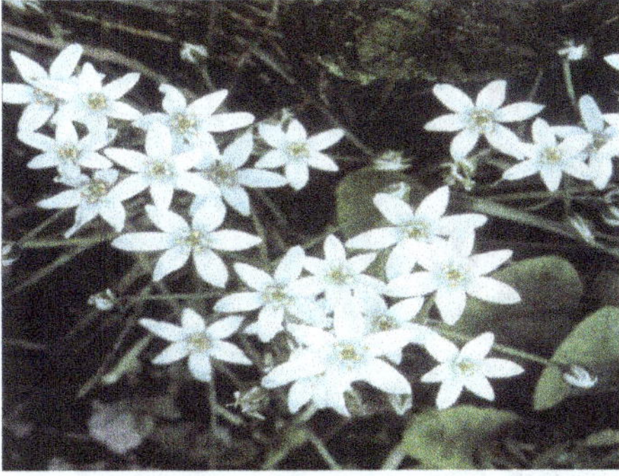

As virtudes dessa personalidade são a clareza e a tranquilidade.

No aspecto negativo, essas pessoas se encontram num estado de entorpecimento mental causados por experiências traumáticas. Estes traumas podem manifestar-se meses ou anos mais tarde sob a forma de diversas doenças psicossomáticas, ou também decorrentes de choques físicos ou emocionais, de sustos leves ou graves. Estes geram bloqueios energéticos que podem redundar numa súbita paralisação das funções orgânicas, num colapso nervoso, num acidente vascular cerebral, ou mesmo num estado de pavor ou desapontamento.

Esta é a essência consoladora da Alma. Ela neutraliza os traumas energéticos restaurando rapidamente o sistema auto curativo do corpo. É o floral mais importante do *"Rescue Remedy"*.

Quando acontece um acidente grave ou um forte choque emocional em nossa vida, esta essência tem a finalidade de nos "acordar" para uma nova realidade a qual não estamos conseguindo ver. É importante que a partir dele compreendamos onde e como precisamos mudar.

Star of Bethlehem é o raio branco regenerador que vai conectar nossa alma com nosso corpo e dar toda a força para cicatrizar os efeitos do trauma sofrido.

É um floral capaz de dissolver traumas instaurados desde o nascimento. É muito usado em recém-nascidos e pode ser adicionado à água do banho para acalmar o bebê.

Esta essência ajuda muito no tratamento de drogados e alcoólatras. Ela tem um efeito relaxante sobre a tensão da garganta em casos que, devido ao choque emocional, a pessoa não consegue deglutir, nem falar. Pode também ocorrer da pessoa deixar de ver, ou ouvir, ou de andar. Ela vai proporcionar ao indivíduo força, vitalidade, mente clara e capacidade de se recuperar prontamente.

Recomenda-se, a estas pessoas que passaram por situações traumáticas, que tome cuidado com seus rins. Passado a crise é importante que façam uma drenagem linfática e junto com o tratamento do floral recomenda-se fazer uma terapia para desfazer os traumas psicológicos e energéticos instaurados no corpo físico.

WILLOW
Fig.56

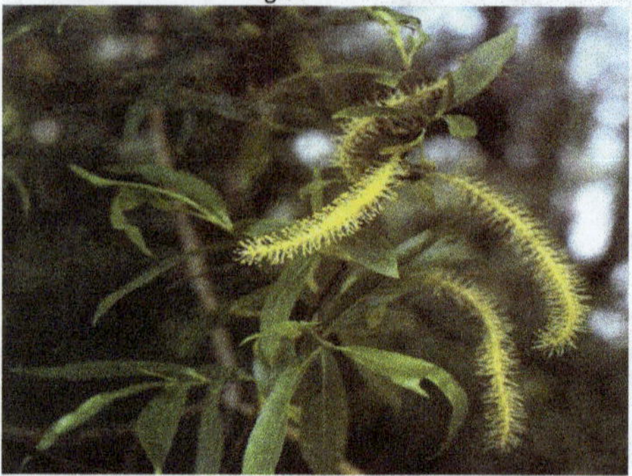

As virtudes de Willow são o perdão, o pensamento construtivo e a responsabilidade.

No aspecto negativo essas pessoas são rancorosas, amargas, vingativas, nutrem ressentimento; censuram tudo e a todos exceto a si mesmos; são "a vítima", são os "desmancha-prazeres", possuem pensamento destrutivo; extremamente críticas; esperam ajuda mas não pensam em retribuir. Culpam os outros pelo seu infortúnio e invejam as condições alheias; cultivam uma raiva contida; se consideram sempre os melhores; julgam a vida pelas vitórias que conquistam e não toleram o fracasso. Não sabem perdoar, são inflexíveis. Para eles nada serve; são indivíduos negativos, mas que não reconhecem sua negatividade e acabam isolados. Estão sempre desconfiados e escondem suas características; são maquiavélicos; seu comportamento se assemelha ao de uma cobra, traiçoeiros; e se consideram sempre injustiçados na vida. Eles sugam muito a energia dos que estão à sua volta. Sua ação é pelo olhar negativo.

A origem de todo este comportamento está na castração sofrida na infância pelos pais; ou podem ter tido uma mãe, ou um pai ou avó Willow.

Geralmente dormem mal e acordam cansados e de mau humor devido a pesadelos que lhe roubam a energia vital. Podem sofrer de bronquite; de problemas nas articulações e coluna; cistite; problemas no estômago por serem muito preocupados, e no seu fígado e vesícula descarregam toda mágoa e raiva.

Esta essência vai ajudar a pessoa a se libertar de todos os sentimentos de mágoa, tristeza e inveja; elas vão se abrir para a vida, para o serviço e aos bons pensamentos. A limpar sua mente do negativismo e de tudo que os preocupa ou amarra. Vai ajudar o indivíduo a perdoar, deixando a vida fluir livremente reconhecendo suas responsabilidades.

Estas pessoas necessitam fazer Psicoterapia; entender a lei de causa e efeito; aprender que o sofrimento é um aprendizado; devem se interessar por passatempos criativos.

OLIVE
Fig.57

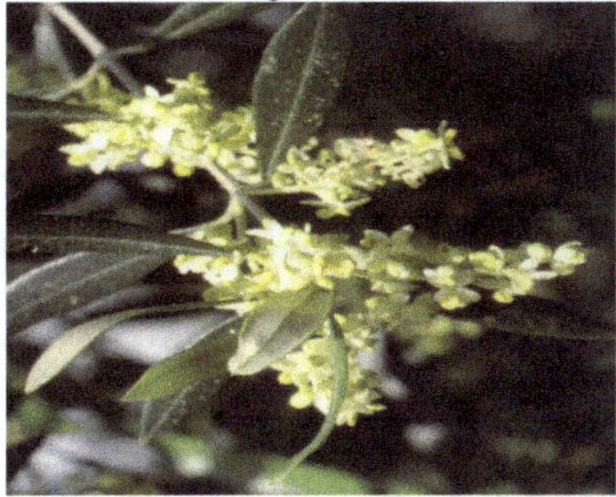

As virtudes de Olive são o renascimento, a regeneração, a paz e o equilíbrio.

No aspecto negativo, estes indivíduos apresentam profundo esgotamento mental e físico, cansaço, fraqueza, a sensação de atingir o limite, de não aguentar nem ouvir, nem querer saber de mais nada, sensação de estar completamente acabado. Isso pode ocorrer por excesso de trabalho ou por cuidar de enfermos por período prolongado. Os indivíduos neste estado sentem que o cotidiano requer deles um grande esforço e nada lhes proporciona prazer ou relaxamento.

Essas pessoas costumam sofrer de contraturas generalizadas, astenia, depressão, doenças crônicas, epilepsia, alcoolismo, dores de cabeça por cansaço (principalmente nas pessoas muito intelectuais).

Este floral vai aumentar a defesa do organismo trazendo vida e ânimo; ativar os centros de comando cerebrais, ajudando no equilíbrio hormonal. Vai recarregar nossa bateria, energizando-nos, sentindo a paz no centro do peito e passar a obter a força necessária para levantar e seguir em frente. Essa essência auxilia em fases de convalescença; em doenças degenerativas ou atrofias musculares tonificando os músculos, inclusive a musculatura do laríngeo, quando a voz enfraquece por falar muito dando aula ou em longas reuniões; e também na recuperação de pessoas viciadas.

Essas pessoas precisam dormir bastante; procurar ter momentos de lazer, relaxando ao ar livre inspirando prana. Precisam equilibrar os centros de energia (Chacras) através de exercícios de Yoga ou Tai Chi. Recomenda-se comer bastantes cereais, vegetais, frutas e prestarem bastante atenção aos sinais de alerta do corpo.

ANEL DO PROPÓSITO

Este se identifica por um anel azul ou escuro na periferia da íris que indica uma objetividade especial, ou um propósito de vida. Estão sempre empenhados na busca de sua missão com perseverança e são capazes de qualquer coisa para alcançarem seu objetivo. Sentem-se os filhos preferidos de Deus e que também estão aqui na Terra cumprindo uma missão especial.

São indivíduos subjetivos que têm dificuldade em realizar coisas concretas. São lentos para tomar decisões, querem sempre estar no comando, possuem grande senso do seu valor. São quietos e têm aversão ao toque, têm dificuldade cinestésica. Se não souberem claramente como atingir o objetivo e concentrar sua ação, podem tornar-se indecisos ou estagnarem.

Precisam enraizar e entrar em contato com a terra, praticar jardinagem é uma boa opção. Para quem tem esse anel é aconselhável tomar regularmente as essências florais **Wild Oat** com **Walnut**.

WILD OAT
Fig.58

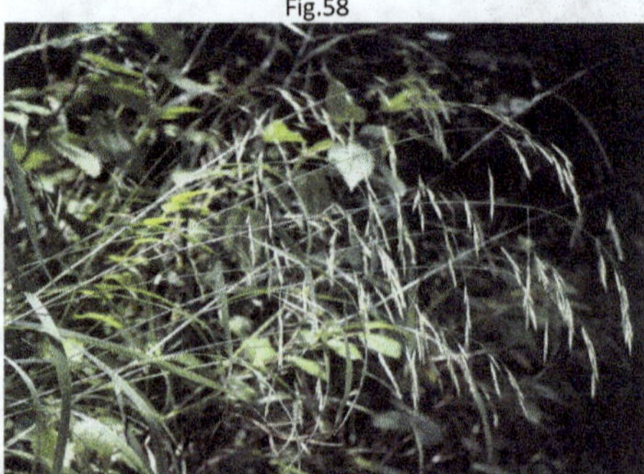

As virtudes encontradas nessa personalidade são a vocação e o propósito.

Uma pessoa no estado negativo de wild oat não conhece sua verdadeira vocação, tornando-se insatisfeita e frustrada. Elas têm uma vaga ideia do que querem ser, possuem habilidades, mas são indecisas. Por falta de propósito concluem cursos, mas não os coloca em prática. São pessoas ambiciosas, mas não gostam de se comprometer, começam tudo e não termina nada, sua vontade é fraca.

As crianças sentem dificuldades de se entrosarem nos grupos porque querem pertencer a todos ao mesmo tempo, tornando-se solitárias.

Normalmente sofrem de insatisfação, incertezas principalmente no campo profissional; frustração, tédio, indecisão.

Podem ter desvios do eixo da coluna, apresentar cansaço, lombalgias ou dores de cabeça, tonturas e desequilíbrios.

Esta essência é muito bem usada para atenuar manchas senis e para regenerar a pele queimada. Tem uma grande ação cicatrizante e regeneradora da pele e da mucosa. Pode ser usada em forma de creme.

Wild oat é uma essência catalizadora para os tipos de personalidade passiva. E muito boa para dar uma direção aos adolescentes. Em pessoas idosas que demonstram insegurança no andar.

Vai auxiliar as pessoas indecisas a descobrirem seus talentos e colocarem em prática seu propósito de vida, sua vocação profissional.

Antes de tudo elas precisam de orientação espiritual e traçar metas mais elevadas. Devem planejar melhor suas tarefas, reconhecer suas habilidades e valorizá-las.

WALNUT
Fig. 59

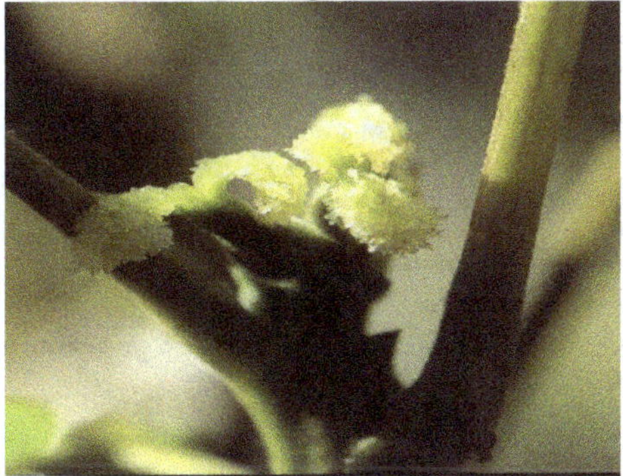

As virtudes de Walnut são o aprendizado através de um novo começo e a singeleza.

A pessoa no estado negativo desta personalidade se deixa influenciar por ideias alheias que podem desviá-la do caminho que sua alma traçou para ela.

Este é um floral para quem decidiu dar um grande passo na vida, romper antigas convenções, começar um novo caminho. Ele protege contra a negatividade do meio ambiente; na resolução de problemas; rompe feitiço; é um quebrador de encantos. Ele tem a propriedade de fechar o campo magnético, a aura, tornando-se um escudo de proteção, como se não pudéssemos ser vistos, ficando fora da mira dos adversários.

Walnut estabiliza a personalidade durante os processos de transição da vida como na adolescência, na gravidez, na menopausa, para os que sofrem com o falecimento de alguém querido; na fase de dentição; do aprendizado da fala; no início ou término de uma relação afetiva; no início de uma aposentadoria. Depois de uma doença que gere uma mudança importante no estilo de vida da pessoa. Quando um idoso se muda para um asilo de velhos por sua própria vontade; após ter feito uma psicoterapia; para fixar as energias no tratamento homeopático de alta potência; no tratamento de vícios, principalmente nos viciados na nicotina; em problemas dentais; enfim, quando as pessoas tendem a vacilar numa situação específica nova. Walnut é o recomeço.

Walnut exerce grande poder sobre a Hipófise, que é a glândula responsável pelo controle hormonal. E ajuda a comunicação entre os dois hemisférios cerebrais, unindo nossa sensibilidade com a nossa racionalidade, trabalhando nosso eixo de equilíbrio físico e energético. Esta essência abre a visão interior, o terceiro olho.

O órgão mais afetado é a pele, que é por onde captamos as influências do ambiente ou dos pensamentos. Podem surgir manchas arroxeadas ou avermelhadas, prurido, alergias que se agravam por influências climáticas como pelo frio, pela umidade, pelo calor, pelo pólen da primavera.

A estas pessoas que estão nesta fase de Walnut recomenda-se que durmam o tempo suficiente e comam com bom senso. Façam meditação no chacra da coroa.

ANEL DA DETERMINAÇÃO

Este se identifica por uma faixa branca contínua na periferia da íris indicando uma natureza decisiva e determinada. São obstinados, rápidos, têm opiniões fortes e capacidade para cumprir seus objetivos. Muitas vezes são inocentes quanto à virtude de suas crenças. São indivíduos pragmáticos, dogmáticos e inflexíveis. Comumente reagem ao poder por medo de sucesso e possuem uma rígida coerência, gerando uma rigidez nas artérias e para si uma arteriosclerose.

Estes indivíduos têm o hábito de ingerir muito sal. E este anel é observado em pessoas com mais de 40 anos de idade.

Só aprendem a flexibilidade e a aceitação através do desenvolvimento da certeza interior.

É aconselhável que pratiquem dança, pintura, jardinagem e recebam massagem. E os florais indicados para estas pessoas são **Rock Water, Vine** (vide Fig.53).

ROCK WATER
Fig. 60

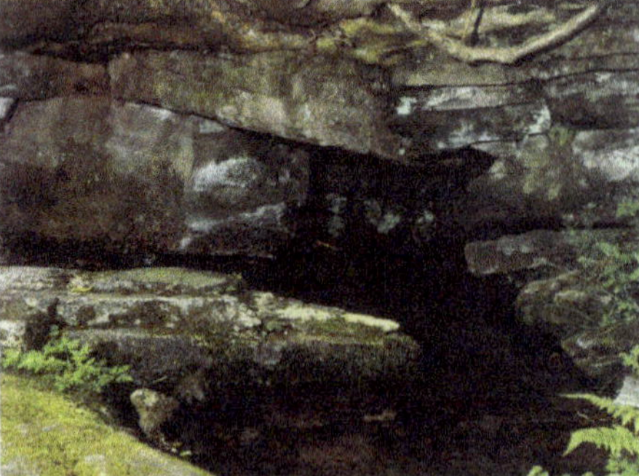

As virtudes de *Rock Water* são a flexibilidade e expansão. No estado positivo estas pessoas são idealistas capazes de se adaptarem a verdades maiores, pondo de lado suas convicções até então enaltecidas. Sabem manter a mente aberta, colocando em prática seus ideais, tornando-se um exemplo para todos.

O defeito, ou falha desta personalidade reside na rigidez auto imposta através da sua disciplina, das suas opiniões rigorosas, na sua inflexibilidade diante da vida, na sua rigidez moral que conduz à auto repressão. São extremamente severos consigo mesmos, não abrindo mão de suas ideias, querendo ser sempre um exemplo para os outros; chegando a aceitar a morte como punição. São fanáticos religiosos ou políticos que chegam ao extremo pelo seu forte ideal. São mestres severos consigo mesmos, muito austeros em seu modo de viver, privando-se de muitas alegrias e prazeres porque consideram que estes prazeres poderiam interferir e prejudicar seu trabalho.

Eles querem estar sempre na melhor forma física e mental para desempenharem sua missão com o maior êxito possível. São perfeccionistas e criticam demais a si e aos outros. Possuem pouquíssimos amigos e são extremamente disciplinados; gostam e se adaptam bem à solidão.

Devido a esta inflexibilidade, costumam sofrer de problemas na coluna, de artrite, de reumatismos, de cálculos renais, depressões, medos, osteoporose; podem apresentar aumentos nos níveis de colesterol, triglicerídeo e ácido úrico, bem como desenvolver um diabetes. Glaucomas, cataratas e grande diminuição da capacidade visual também ocorrem comumente nesta personalidade. São propensos a AIDS, Câncer, Esclerose, Parkinson, etc.

É muito comum encontrar-se este tipo em militares, juízes e advogados. Ou em pessoas que viveram em abandono, em orfanatos, em isolamento, ou com excessiva liberdade.

Esta essência vai ajudar a dissolver as cristalizações que estão retidas na mente e no corpo, geradas pelos padrões fixos pré-estabelecidos pela família, pelos dogmas, pela sociedade. Vai gerar um equilíbrio ósseo, nas articulações e em toda a musculatura. Vai promover a capacidade de adaptação, dando flexibilidade de pensamento e no corpo físico.

Precisam fazer caminhadas e exercícios físicos, mas sem imposição de regras básicas. Procurar julgar por si só o que é bom e o que não é para eles mesmos. Ter horas de lazer e não se agarrar a nada demasiadamente. Procurar ter mais flexibilidade nas suas opiniões.

BUSQUE A EXCELÊNCIA E O SEU BRILHO APARECERÁ !

TODOS NÓS TEMOS EXEMPLOS DE PESSOAS, NAS QUAIS NOS ESPELHAMOS E ASSIMILAMOS O QUE ELAS TÊM DE ESPECIAL. FAZER ASSIM, COM O INTUITO DE AUTODESENVOLVIMENTO, É SINÔNIMO DE SABEDORIA.

RELAÇÃO DA ORDEM DE NASCIMENTO COM A PERSONALIDADE DE CADA FILHO

Filhos são presentes valiosos com caracteres distintos que vêm para nós lhe ensinarmos a amar, a perdoar, a ser responsáveis por seus atos e escolhas, a respeitar os limites que a sociedade nos impõe, a crescer com respeito, dignidade e honra. A dar-lhes uma educação respeitosa que irá se refletir por gerações a fora. A dar-lhes instrução para serem profissionais respeitados no futuro, a ensinar-lhes alguma crença que os conecte com a Divindade. A respeitar e amar a Mãe Natureza e os seus respectivos reinos, animal, vegetal, mineral, etc...

Os pais são os anjos da guarda que têm todas essas responsabilidades e muitas outras durante toda a existência para com seus filhos. E esses filhos para com os seus filhos, e assim por diante.

> *"Existe uma luz especial em cada um de nós, esperando ser descoberta e intensificada"*
> *Denny Johnson*

Questionamentos frequentes:

- Porque o comportamento e a personalidade de cada filho diferem tanto de um para o outro?
- Porque tudo flui bem para um filho e para outro nada dá certo, e ele vive fazendo coisas que perturbam a estabilidade da família?
- Você já teve sentimentos de culpa por se sentir mais ligado a um filho do que a outro?
- Um pai pode até se questionar se ele é realmente o pai daqueles dois filhos ao vê-los se comportarem de modos tão diferentes.

A resposta para essas perguntas se encontra na pesquisa sobre a dinâmica familiar do Método Rayid desenvolvido por Denny Johnson que nos mostra como a ordem de nascimento exerce enorme influência sobre a personalidade de cada um.

Cada um de nós nasce com um caráter diferente e talentos distintos. Diferenciados pela ordem de nascimento e pelo sexo de cada um.

Cada criança tem dentro de si uma verdade, que é o gênio espiritual único oculto, esperando para ser libertada. Mesmo gêmeos idênticos são individualmente diferentes. Quando essa qualidade de "ser especial" é reconhecida e desenvolvida, o gênio dentro da criança floresce.

Cada criança é capaz de fazer alguma coisa melhor do que qualquer outra. Algumas crianças são particularmente dotadas e o gênio delas emerge sem nenhuma ajuda. E estes florescerão a despeito de quaisquer eventos dolorosos que possam ocorrer na sua infância. Estas fazem parte de uma minoria afortunada. A maioria precisa de ajuda do meio em que vive para desabrochar sua genialidade. Sem essa ajuda essas crianças podem se tornar adultos que vivem uma vida de desespero disfarçado. Elas sentem que são especiais, mas como não conseguem expressar seus dons naturais, vivem a vida sentindo que falta alguma coisa.

Padrões culturais, sociais e da arvore familiar podem modificar as características da personalidade da criança, Mas a força universal da ordem de nascimento se mantém constante. O pai é que determina a ordem de sucessão de filhos gerados. Nessa contagem mesmo um feto perdido depois de dezesseis semanas faz parte da sequência.

Se a mãe perde o seu bebê no quinto mês de gravidez, ou se ele nasce morto, e este era o seu primeiro filho (a), a próxima criança a nascer será considerada uma criança "número dois".

Se o pai gera um filho num primeiro casamento, este será considerado "filho número um". Casando-se novamente com outra mulher o primeiro filho desta união será considerado como "filho número dois" independentemente de quantos outros filhos uma e outra mulher conceberam anteriormente.

O sexo do primeiro filho é que vai estabelecer a ordem da sequência dos filhos.

A sequência de irmãos seguem padrões alternados de opostos, extroversão ou introversão. Se o primeiro a nascer é um menino, ele é voltado para dentro, orientado para a mente . A segunda criança a nascer, depois desse menino, é diretamente oposta. Ela será voltada para fora, orientada para as emoções. Este padrão alternado se repete.

É de suma importância para os pais estarem atentos ao modo como os filhos se alternam entre naturezas interior/exterior, mental/emocional.

CARACTERÍSTICAS DO MENINO NÚMERO UM:

SÍMBOLOS DA NATUREZA: Pássaro, nuvem, relva, ar, coala.

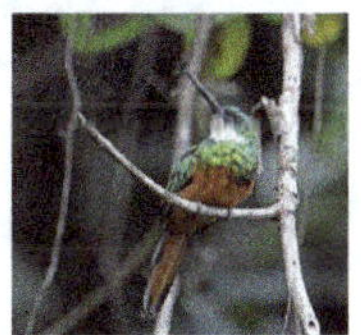 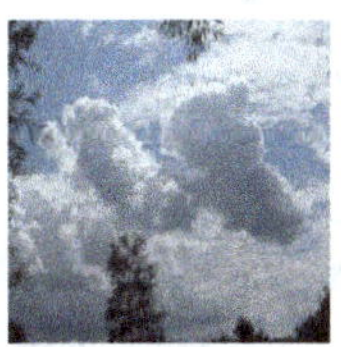 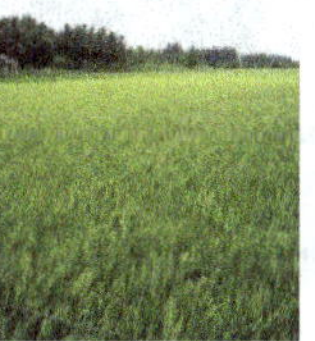 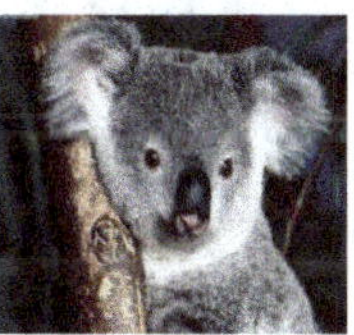

PRESENTES PARA AJUDÁ-LO A CRESCER: Bússola, papagaio/pipa, telescópio, mapa celeste, aeromodelos, Lego, clarinete, canudinhos para bolha de sabão.

CARREIRAS PROVÁVEIS: Engenharia, filosofia, agricultura, ou qualquer área que ele possa exercer sua liderança.

Qualidade: Sonhador   Necessidade: Respeito   Torna-se: Engenheiro   Ideal: Líder

Esse primeiro filho pode ser chamado simbolicamente de "Sensível" ou "sonhador".

Em essência, esse filho é um sonhador sensível voltado para a vida interior. Com a cabeça nas nuvens, ele tem uma imaginação criativa que abriga o dom do gênio.
Quando recebe respeito e apoio para os seus sonhos, tem a capacidade de trazer algo grande para o mundo. Com o passar dos anos, em geral assume o papel de um líder tradicional.

Geralmente sente uma ligação maior com a mãe e pode desentender-se com o pai. Ele aquece e abre o coração materno. É importante que a mãe não use o filho como parceiro substituto, buscando nele o afeto e o apoio que talvez não esteja recebendo do marido.
Ele adora a liberdade! É sensível à crítica. Ele precisa que os pais aplaudam suas ideias criativas.

QUANDO HÁ MUDANÇA DE POLARIDADE:

Esse primeiro filho se opõe ao pai, por isso se o pai for ausente ou passivo, essa circunstância assumirá outra expressão de vida. O filho nº 1 se torna energeticamente semelhante a um filho nº 2, física e emocionalmente determinado. Então, essa mudança de polaridade fluirá para os irmãos subsequentes, como um efeito ondulatório.

IMAGINATIVO / ELEMENTO AR / ANIMAL: PÁSSARO
LIÇÕES: AUTO-EXPRESSÃO E HUMILDADE

CARACTERÍSTICAS DO MENINO NÚMERO DOIS:

SÍMBOLOS DA NATUREZA: Touro, cavalo, fogo, vulcão.

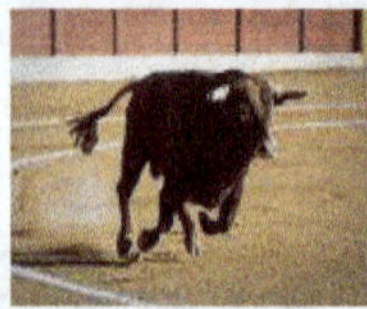 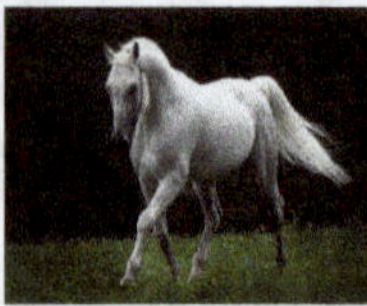 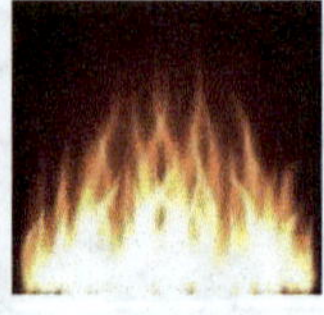 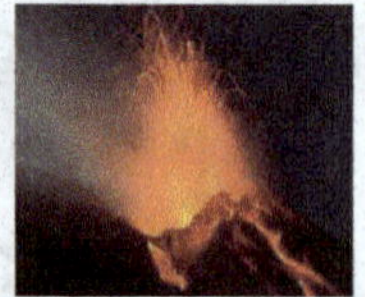

PRESENTES PARA AJUDÁ-LO A CRESCER: Cavalo de pau, pula-pula, bola, trenzinho, bateria instrumento musical, acessórios esportivos, martelo, aulas de direção.

CARREIRAS PROVÁVEIS: Esportes, atletismo, construção, marketing, mineração.

Qualidade: Ativo   **Necessita de Direção**   **Torna-se:** Campeão   **Ideal:** Sucesso

Esse segundo filho é simbolicamente chamado de "touro", "campeão", "cavalo bravio" ou "pequeno gorila".

Esse filho tem um fogo interior, uma energia dinâmica voltada para fora, para o mundo. Ele tem dentro dele a paixão e a força de um campeão. Quando a sua energia é orientada e focalizada, o seu potencial pode se manifestar e inspirar outros a alturas maiores. Com tempo e autodisciplina, torna-se uma força vital para a sociedade.

Esse menino quer sentir a firmeza e a força da energia masculina. Precisa de treinamento e de limites claros. Um contato olho no olho e direções concisas o ajudarão a trazer à tona o que tem de melhor.

A relação com seu irmão mais velho pode ser difícil. É comum ser agressivo com esse irmão.

QUANDO HÁ MUDANÇA DE POLARIDADE:
Ele se torna semelhante ao menino nº 3, mais orientado para a mente, aguçando seu modo de pensar e abrindo seu coração. Ele pode procurar uma compreensão mais profunda dos mistérios do universo, explorando princípios espirituais e metafísicos.

CAMPEÃO / ELEMENTO: FOGO / ANIMAL: CAVALO GARANHÃO
LIÇÕES: CONCENTRAÇÃO, RESPONSABILIDADE, APRENDER A ORGANIZAR SEU TEMPO.

CARACTERÍSTICAS DO MENINO NÚMERO TRÊS:

SÍMBOLOS DA NATUREZA: Peixe, raposa, coiote, rio, falcão.

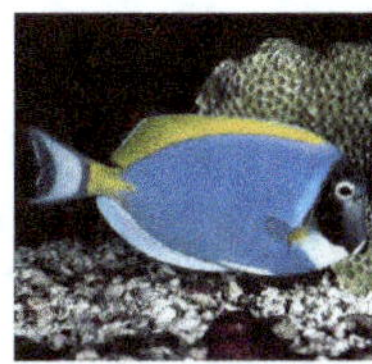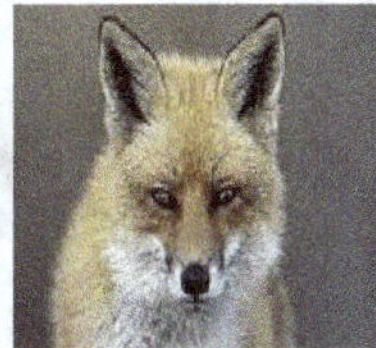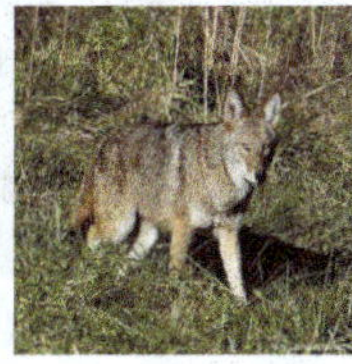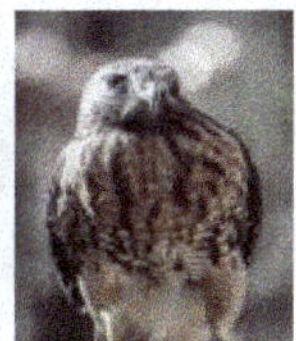

PRESENTES PARA AJUDÁ-LO A CRESCER: Microscópio, kit de química, quebra-cabeças, vara de pescar, kit de Mágica, xadrez, revólver d'água.

CARREIRAS PROVÁVEIS: Ciências, Diplomacia, Educação, Direito, Entomologia (ciência que estuda os insetos sob todos os seus aspectos).

Qualidade: Inquisitivo, Necessidade: Curiosidade, Torna-se: Pensador, Ideal: Descobridor

Esse terceiro filho é alegoricamente chamado de "raposa" ou "camaleão".

Esse terceiro filho, como o primeiro, tem uma energia direcionada para dentro. De mente aguçada e ágil, ele tem excelentes habilidades de mediação, comunicação e negociação. Para alcançar realmente o sucesso precisa de orientação para equilibrar a capacidade inata da mente com a verdade, a honestidade e valores morais.
Quando a sua mente e o seu coração alcançam o equilíbrio, temos o presente da inteligência mais lúcida.

Sua habilidade de camaleão o capacita a relacionar-se bem com todas as pessoas, mas com ninguém em profundidade. Gosta de controlar e é um grande manipulador. Fica por trás sussurrando aos ouvidos dos outros: "faça isso", "faça aquilo".

QUANDO HÁ MUDANÇA DE POLARIDADE:
Neste caso, assumirá as qualidades atribuídas a um filho nº 4. Ele procurará reconhecimento e aplausos para a sagacidade de sua mente, como um campeão de xadrez que quer a sua imagem difundida na imprensa.

DESCOBRIDOR / ELEMENTO: METAL / ANIMAL: RAPOSA
LIÇÕES: PARTILHAR, HONESTIDADE

CARACTERÍSTICAS DO MENINO NÚMERO QUATRO:

SÍMBOLOS DA NATUREZA: Pavão, garanhão, alce, leão, manada.

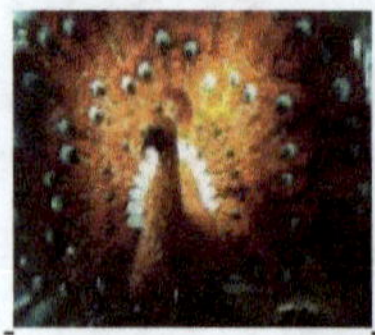
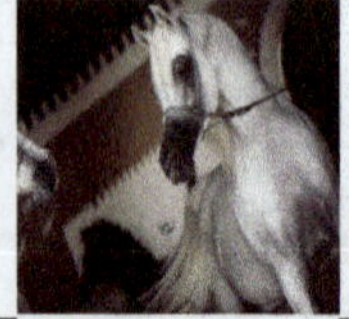
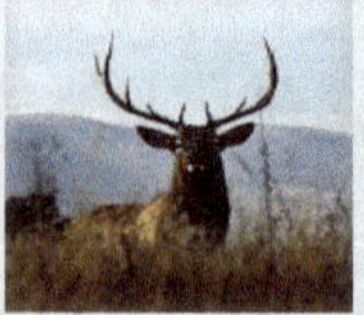
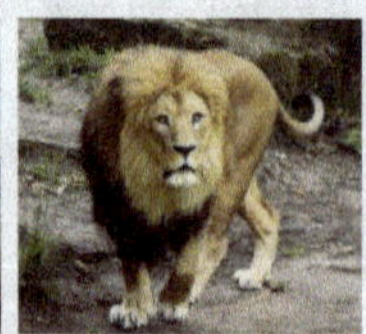

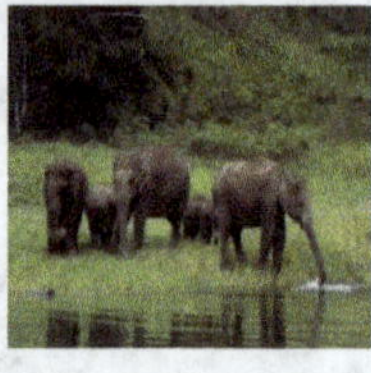
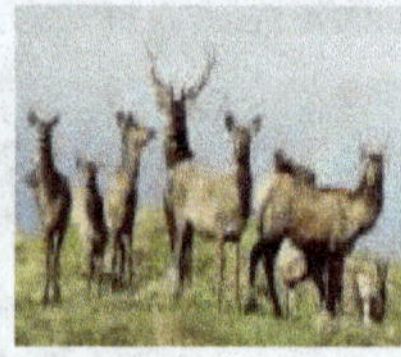

PRESENTES PARA AJUDÁ-LO A CRESCER: Violão, aulas de canto, espelho, bola para esportes em grupo, caraoquê, livro de piadas, fantasia de palhaço, treinamento de circo, instrumento de percussão, máquina fotográfica, Walkie-talkie.

CARREIRAS PROVÁVEIS: Administração, entretenimento, Medicina, mercado imobiliário.

Qualidade: Divertido   Necessidade: Amizade   Torna-se: Generoso   Ideal: Executivo

Esse quarto filho muito especial pode chamado alegoricamente de "Sr. Carisma".

Este filho, como o nº dois, tem uma paixão e um fogo voltados para fora.
No filho nº 4 essa energia se manifesta num carisma que fascina as pessoas. Recreador natural, ele eleva e toca os corações. Com atenção apropriada e compreensão de que o seu dom está a serviço do grupo, ele trará alegria a todos que encontrar. Como homem, ele fortifica uma nação com sua capacidade natural de amar.

Adora ser notado. Quando for adulto provavelmente vai dirigir um carro chamativo, usar roupas extravagantes, falará em voz alta para chamar a atenção.
Negativamente, pode se tornar arrogante, com sentimentos de auto importância exacerbada. Anseia por atenção e reconhecimento.

QUANDO HÁ MUDANÇA DE POLARIDADE:

Quando há mudança de polaridade, um filho nº 4 se comporta como um menino nº 5, orientando-se mais para si mesmo e para a mente.
Sua energia focaliza-se na criação de um belo trabalho de arte que reunirá as pessoas para celebrar a alegria da vida.

**CHEFE / ELEMENTO DA NATUREZA: TROVÃO / ANIMAL: LEÃO
LIÇÕES: JUSTIÇA E AMIZADE**

CARACTERÍSTICAS DO MENINO NÚMERO CINCO:

SÍMBOLOS DA NATUREZA: Arco-íris, diamante, deserto, flor de cacto, beija-flor, martim-pescador.

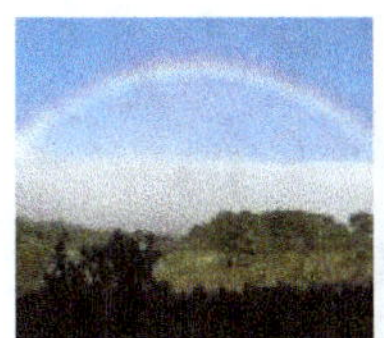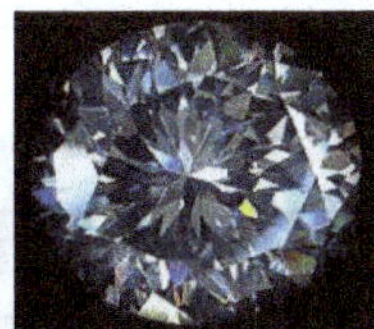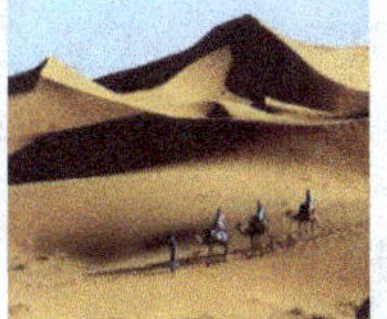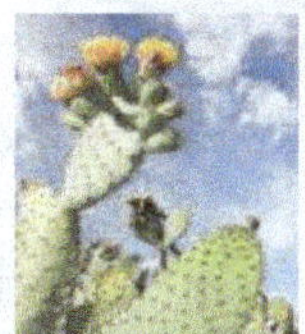

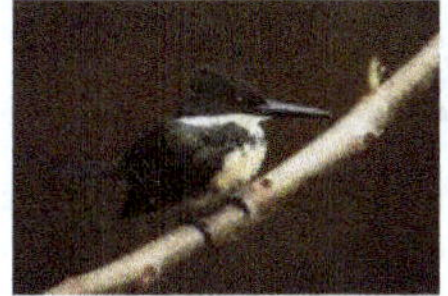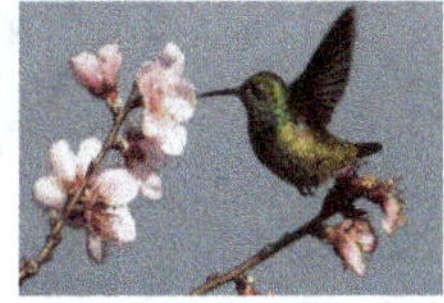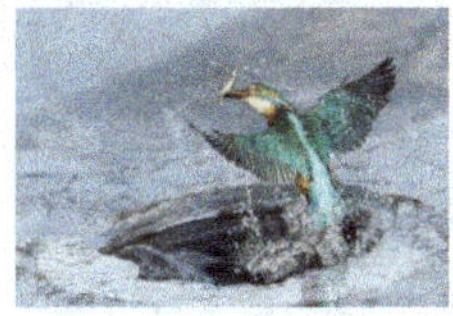

PRESENTES PARA AJUDÁ-LO A CRESCER: Arco e flecha, flauta, instrumentos de trabalho artístico, kit para escultura em madeira, kit de modelagem, piano, harmônica, origami, livros de poesia, ferramentas, pincéis.

CARREIRAS PROVÁVEIS: Invenções, artes, matemática, ofícios técnicos.

Qualidade: Mecânico   Necessidade: Criatividade   Torna-se: Artista   Ideal: Gênio

Esse quinto filho pode ser alegoricamente chamado de "gênio criativo".

Voltado para dentro, um filho nº 5 dirige sua energia à manifestação de uma ideia criativa, de um objeto de grande beleza ou de um poema inspirador. Tecelão de inspiração, ele tem uma inocência que toca o coração e eleva o espírito. Recebendo afeto e carinho, o gênio criativo inspirado deste filho sairá do casulo como uma borboleta. Quando compreende o seu potencial, ele desenvolve arte e ideias que duram por centenas de anos.

Não é fácil deixar que ele seja quem realmente ele quer ser. Pessoas normais raramente compreendem o seu modo incomum de processar as informações e de expressar sua criatividade. Muitas vezes os pais chegam a duvidar da sua capacidade de ajustar-se ou de levar uma vida normal. O grande gênio raramente é reconhecido na mesma geração a que pertence. Só as gerações futuras que reconhecem o valor do filho nº 5.

QUANDO HÁ MUDANÇA DE POLARIDADE:
Quando esse 5º filho muda de polaridade, a energia que o anima se assemelha à do menino nº 6. Voltado para fora, ele cria beleza por meio do movimento. Entrando em contato com o poder interior e a força dessa polaridade, ele pode reger uma banda militar ou dirigir um evento internacional, como a cerimônia de abertura dos Jogos Olímpicos.

ARTISTA / ELEMENTO DA NATUREZA: DIAMANTE / ANIMAL: BEIJA-FLOR
LIÇÃO: FLEXIBILIDADE E MECÂNICA

CARACTERÍSTICAS DO MENINO NÚMERO SEIS:

SÍMBOLOS DA NATUREZA: Terremoto, urso pardo, águia, elefante, montanha majestosa.

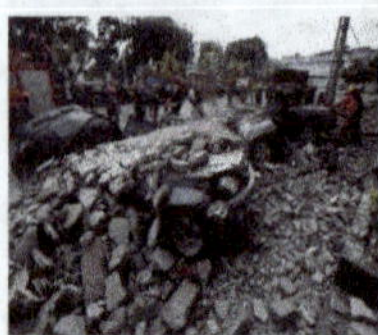
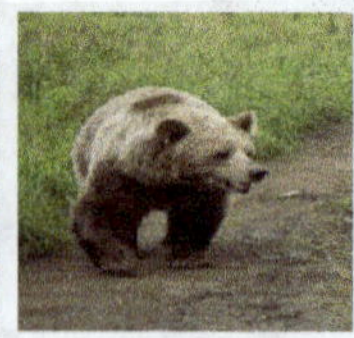
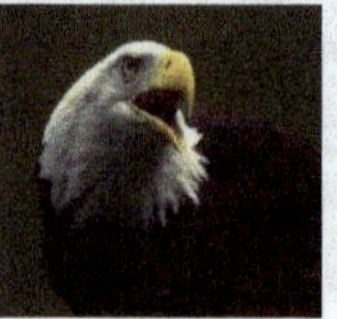
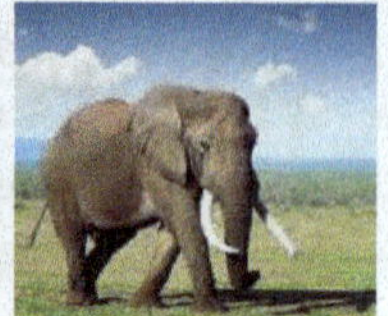

PRESENTES PARA AJUDÁ-LO A CRESCER: Veículo com controle remoto, robôs, figuras de ação espacial, personagens históricos do exército, lança, trombeta, capacete, livros religiosos, globo, kit para pirogravura.

CARREIRAS PROVÁVEIS: Exército, exploração, finanças, governo.

Qualidades: Assertivo   Necessidade: Moral   Torna-se: Comandante   Ideal: Mestre

Esse sexto filho pode ser alegoricamente chamado de "Herói"

Uma criança de grande poder, a energia do sexto filho dirige-se para o mundo. Voltado para seus objetivos e fisicamente forte, ele se movimenta e cria movimento nos que o carcam.
Quando equilibrado com uma compreensão do uso correto do poder, este filho tem a capacidade de trazer grande mudança para a Terra visando o aperfeiçoamento de todos. Como homem, torna-se um líder que o mundo espera há gerações.

Com os pés na terra e a cabeça no céu, ele tem a capacidade de mudar o mundo. Como os grandes generais, Atila, Huno, Alexandre o Grande; ou apresentar ideias que revolucionam o mundo. Ele dirige o poder e o seu poder está nas palavras.

Em desequilíbrio essa criança pode ser intensa, agindo de modo extremo, ditatorial, impiedoso e intolerante.

A vinda do menino nº 6 é rara: uma em muitas gerações. E quando ele chega, não precisa incentivar os outros a segui-lo. Seguir esse filho é um gesto natural para os que o cercam. As coisas chegam fáceis para essa criança.

A responsabilidade de criar um filho nº 6 pode ser uma experiência assustadora, mas ele precisa demais do apoio dos pais.

QUANDO HÁ MUDANÇA DE POLARIDADE:

Havendo uma mudança de polaridade nesse filho nº 6, esta internalizará sua energia e ele terá acesso às qualidades próprias do primogênito. Nessa situação ele vai procurar inspiração, uma invenção ou uma nova ideia para criar movimento e mudança no mundo.

LÍDER / FENÔMENO DA NATUREZA: TERREMOTO / ANIMAL: ÁGUIA
LIÇÃO: CONSCIÊNCIA INTERIOR, USO CORRETO DO PODER, SABEDORIA, INTEGRIDADE E VERDADE. SEU CORAÇÃO PRECISA ENCHER-SE DE COMPAIXÃO E EQUILIBRAR-SE COM ABERTURA ESPIRITUAL

QUANDO O PRIMEIRO FILHO QUE NASCE É UMA MENINA, A ENERGIA OU FLUXO NOS IRMÃOS SUBSEQUENTES, INDEPENDENTEMENTE DO SEXO, É MUITO DIFERENTE DA SITUAÇÃO EM QUE O PRIMOGÊNITO É MENINO.

CARACTERÍSTICA DA MENINA NÚMERO UM:

SÍMBOLOS DA NATUREZA: Mãe urso, canguru, reino mineral.

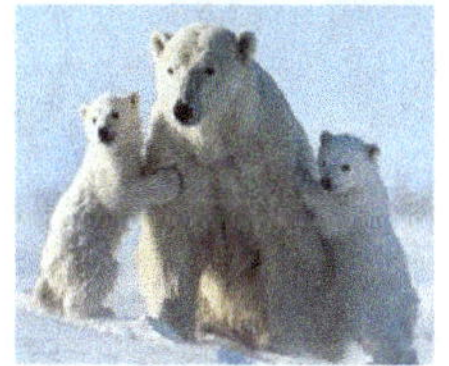
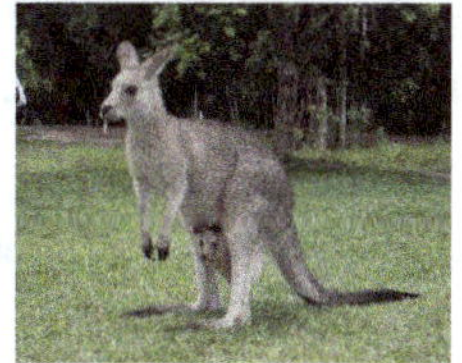
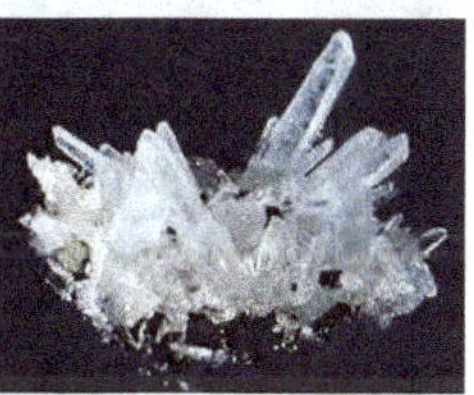

PRESENTES PARA AJUDÁ-LA A CRESCER: Bonecas de papel, massa de moldar, sapatos de festa, conjunto para piquenique, casa de bonecas, livros de receitas, diário, kit de costura, pedras preciosas, corda de pular.

CARREIRAS PROVÁVEIS: Conselheira, profissional de comunicação, dona de casa, educadora.

Qualidade: Mãe;   **Necessidade: Valorização;**   **Ideal: conselheira;**
Torna-se: Solucionadora de problemas

Essa primeira filha pode ser alegoricamente chamada de "Guardiã".

Diferentemente de um menino nº 1, a energia dessa criança direciona-se para fora e concentra-se principalmente nos pais e irmãos. Ela se vê como responsável por prover, orientar, apoiar e preservar a família tendo em vista o futuro. Ensine-lhe a rir e a brincar. Quando o coração dela está cheio de alegria, ela é a rocha, a base sobre a qual a família pode se estruturar e crescer.

Ela é a princesinha do papai. E essa estreita ligação entre os dois pode criar certa rivalidade com a mãe, pois ela compete com a mãe pela atenção do pai. Ela tem um senso natural de superioridade e um intelecto aguçado. Ela se vê como melhor que a mãe em tudo. É uma menina intensa e se tornará uma mulher incrível e manipuladora, pois aspira se tornar a "rainha do castelo" e não apenas a "princesa". Ao crescer ela começará a dizer a mãe o que fazer. O controle é o seu dom natural; gosta de controlar as situações dizendo aos outros o que devem fazer.

QUANDO HÁ MUDANÇA DE POLARIDADE:
A primeira filha é uma ampliação da mãe. Se a mãe for tranquila, delicada e introvertida, essa criança terá essas características ampliadas. Ela será menos voltada para a família e mais interessada no mundo místico do desconhecido. A sua relação com a mãe é mais de irmã para irmã do que de filha para mãe.

MÃE / ELEMENTO DA NATUREZA: MONTANHA / ANIMAL: MÃE URSA
LIÇÃO: BRINCADEIRA

CARACTERÍSTICA DA MENINA NÚMERO DOIS:

SÍMBOLOS DA NATUREZA: Gato, visom, lontra, lago, névoa, lua.

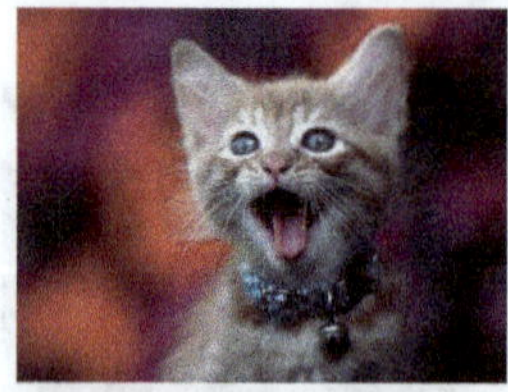
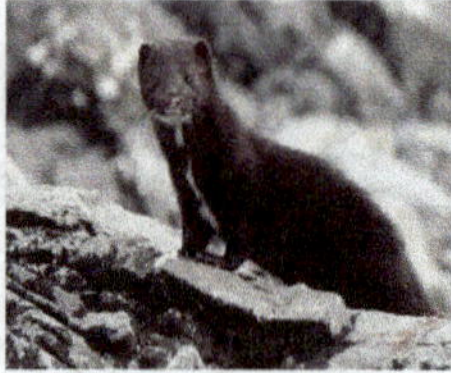
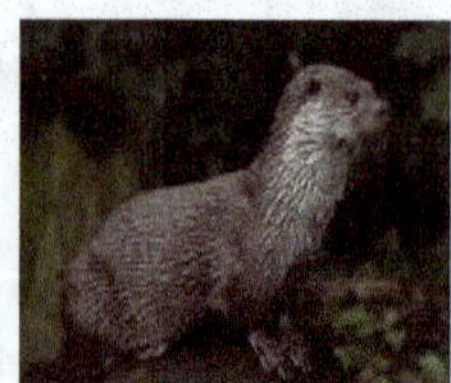
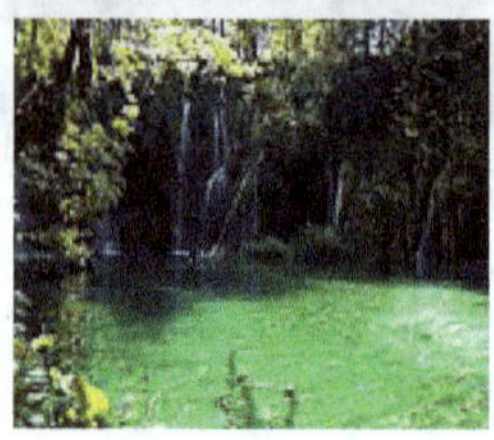
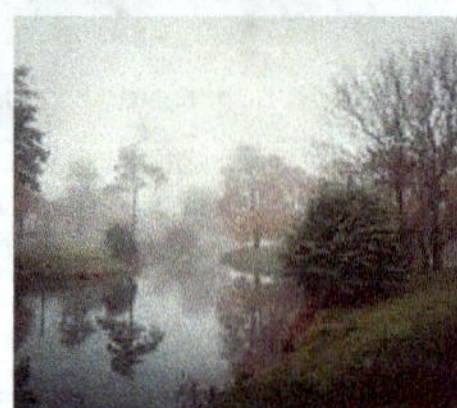
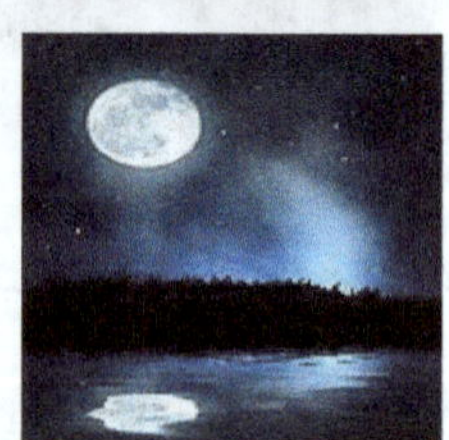

PRESENTES PARA AJUDÁ-LA A CRESCER: Aquarela, purpurina, fantasia de fada, sino de vento, kit de mágica, violoncelo, diário de sonhos, Aromaterapia, livro de contos de fadas.

CARREIRAS PROVÁVEIS: Desenho, artes, contabilidade, cosmetologia.

Qualidade: Independente   Necessidade: Privacidade   Torna-se: Mística   Ideal: Idealizadora

Essa menina ensinará às pessoas sobre a força interior para encontrar a paz que pode existir na solidão. Ela deseja privacidade, não gosta que lhe diga o que fazer, nem de ser controlada de nenhum modo, especialmente pela irmã mais velha. Precisa que os pais respeitem a sua individualidade. E a mãe respeita a capacidade dessa filha de cuidar de si mesma.

A energia dessa criança orienta-se para dentro. Com a mente aguçada como as garras de uma onça, ela tem o potencial de alcançar o sucesso na carreira que escolher. Criativa e imaginativa, ela chega à excelência quando recebe incentivo e confiança para acreditar em si mesma e nas suas aptidões. Como mulher, ela se sente atraída pelo suave mundo do mistério.

QUANDO HÁ MUDANÇA DE POLARIDADE:

Se a primeira filha passa para a polaridade mais suave, feminina, a menina nº 2 movimenta-se para um espaço semelhante ao de uma filha nº 3. Esporadicamente, a filha nº 2 assume o papel de "mãe" na família, tornando-se mais prática e voltada para fora, com forte sentimento de justiça. Também pode se tornar bastante exigente com relação ao sucesso pessoal.

Quando essa menina se orienta para a esfera material, poucos são os que podem interceptar lhe o caminho. Ela tem a capacidade de combinar suas qualidades de independência com uma grande concentração e determinação. Quando assume esse papel, é para preservar a vida familiar.

**INDEPENDENTE/ ELEMENTO ÁGUA / ANIMAL: GATO
LIÇÃO: INTERAÇÃO**

CARACTERÍSTICA DA MENINA NÚMERO TRÊS:

SÍMBOLOS DA NATUREZA: Vaca leiteira, camelo, tartaruga, reino vegetal, madeira.

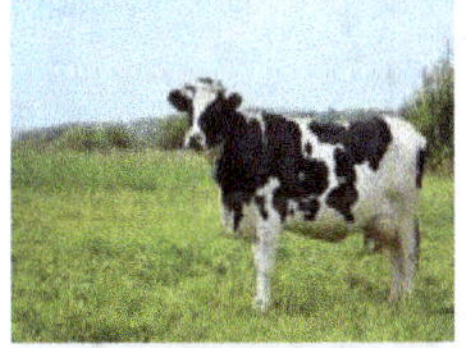
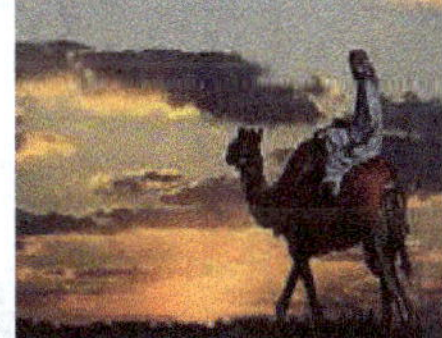
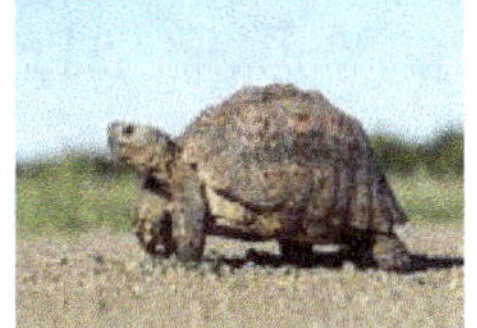
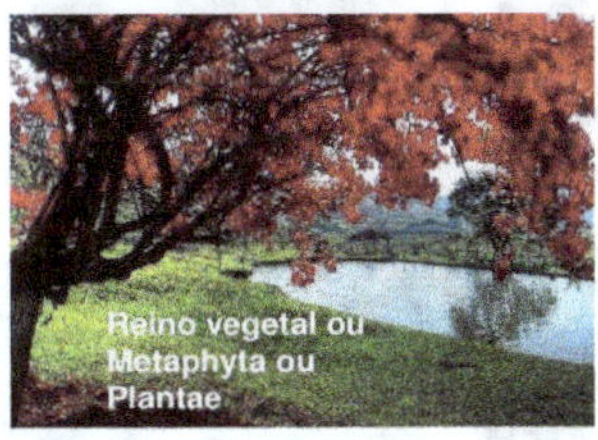

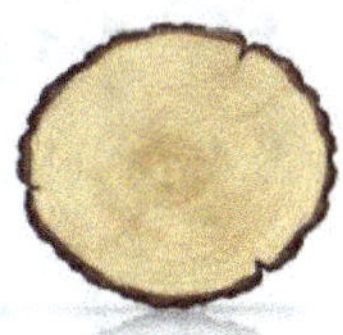
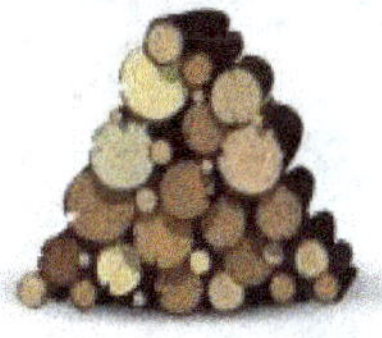

PRESENTES PARA AJUDÁ-LA A CRESCER: Argila para modelar, plantas, livros, quebra-cabeças, kit médico, estojo de enfermeira, kit para jardim, bambolê, jogos de memória, baldinho e pazinha de praia.

CARREIRAS PROVÁVEIS: Serviço social, medicina, área de saúde, direito.

Qualidade: Nutridora   **Necessidade: Conhecimento**   **Torna-se: Professora**
Ideal: Agente de cura
Essa terceira menina pode ser alegoricamente chamada de "filha de Salomão".

Ela tem uma sabedoria superior à sua idade com um intenso senso de justiça e integridade. É uma criança fisicamente forte e voltada para a mente. É firme e solícita, criando um sentimento de empatia com todas as pessoas. Possui uma afinidade profunda com a natureza.

Essa criança é como uma filha nº 1 que amplia o seu raio de ação para prover e amparar uma comunidade maior, que está além da família. A filha nº 3 procura tratar e fortalecer o corpo, as emoções, a mente e o espírito das pessoas. Quando equilibrada pela sabedoria do passado e pela força que encontra na natureza, esta criança cria uma atmosfera de unidade e harmonia em qualquer grupo de pessoas.

QUANDO HÁ MUDANÇA DE POLARIDADE:
A mudança de polaridade de uma filha nº 3 a levará a internalizar a própria energia e a entrar em contato com as qualidades específicas da quarta filha. Imbuída de consciência comunitária, esta criança trará mudanças, desafiando discretamente as atitudes e os pontos de vista das pessoas. Trabalhando silenciosamente nos bastidores, ela procurará melhorar e iluminar a comunidade em que vive.

NUTRIDORA / ELEMENTO: MADEIRA / ANIMAL: CAMELO
LIÇÃO: SOLIDÃO, QUIETUDE.

CARACTERÍSTICA DA MENINA NÚMERO QUATRO:

SÍMBOLOS DA NATUREZA: Tartaruga marinha, caranguejo, cobra, rosa, borboleta, oceano.

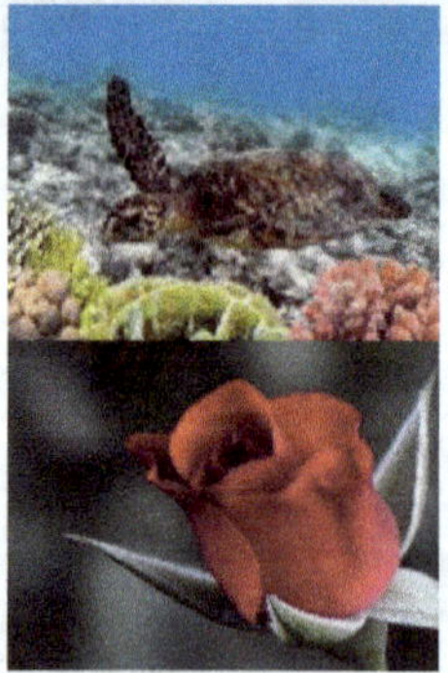
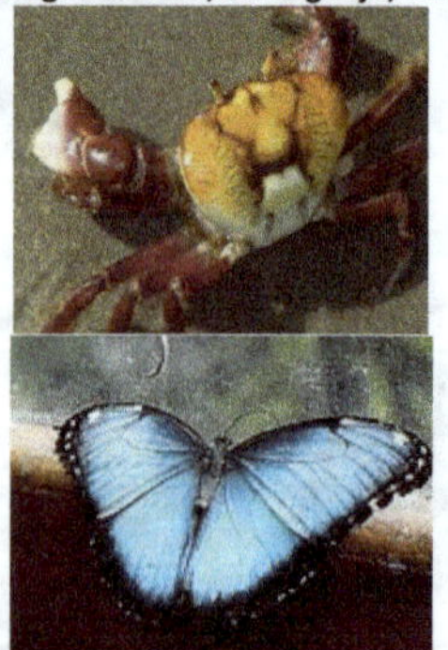
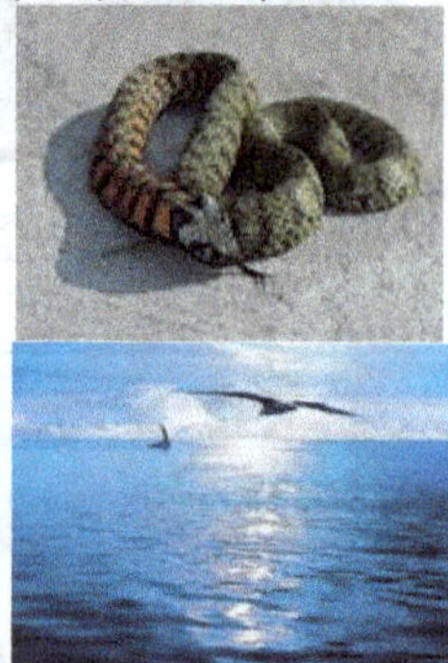

PRESENTES PARA AJUDÁ-LA A CRESCER: Aquário, conchas, perfume de rosas, estojo de joias, cristal, música, viola.

CARREIRAS PROVÁVEIS: Filosofia, Oceanografia, transportes.

Qualidade: Transformadora Necessidade: Liberdade Torna-se: Motivadora Ideal: Visionária

A menina número quatro é simbolicamente chamada de "Promotora de Mudanças"

Como a filha nº 2, essa criança é emotiva, com energia voltada para dentro. Entretanto, a filha nº 4 traz mudanças. Com uma natureza que desafia a autoridade, ela nos impele a questionar nossas atitudes, crenças, tradições e estruturas sociais. Recebendo suporte emocional, essa criança nos ensina a esquecer o passado para criar um futuro mais promissor e pleno.

Às vezes ela expressa certo desencanto com o mundo ao seu redor, podendo tender à melancolia. Periodicamente se recolhe e reaparece com um conceito que desafia sistemas de crenças ultrapassadas. Demonstram sinceridade nas suas ações e conceitos. Ela é orientada para o futuro e adora a liberdade.

A relação dessa filha com o pai pode ser difícil porque o pai representa a autoridade patriarcal, o passado e as tradições, e ela desafia a autoridade. Ela diz "na cara" criticando as ações e opiniões do pai desafiando-o a mudar. Na verdade ela talvez não se relacione bem com ninguém na família, pois todos os sistemas familiares a desagradam. Geralmente essa criança tem grande respeito pela irmã nº 2, o que é mútuo.

Como a calmaria que precede a tempestade, ela se senta e observa antes de agir. Ao agir, tende a se instantânea e assustadora como um raio. Sem ligar para as consequências, raramente desiste do que ela julga ser o bem maior para todos.

QUANDO HÁ MUDANÇA DE POLARIDADE:

Quando a polaridade da filha nº 4 muda, ela geralmente passa a ter uma visão global. Vendo além da sua família, da sua comunidade e do seu país, ela procura mudar a atitude de todos com relação a questões como o meio ambiente.

TRANSFORMADORA / ELEMENTO DA NATUREZA: OCEANO / ANIMAL: CORUJA
LIÇÃO: LIGAÇÃO E GRATIDÃO

CARACTERÍSTICA DA MENINA NÚMERO CINCO:

SÍMBOLOS DA NATUREZA: Pomba, rebanhos migratórios, ecossistema, manada, reino animal.

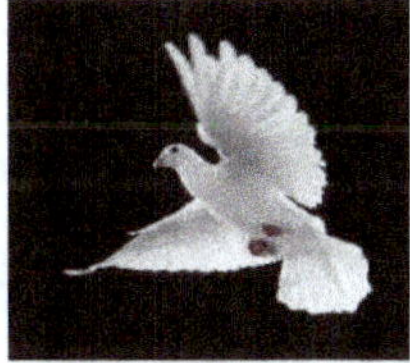
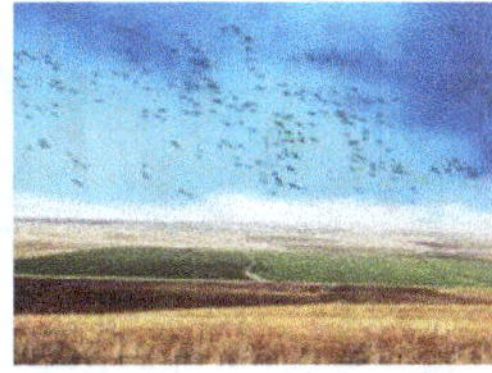
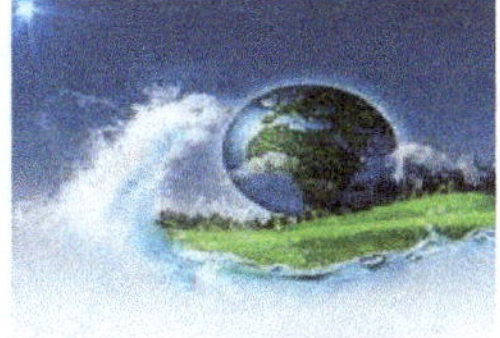
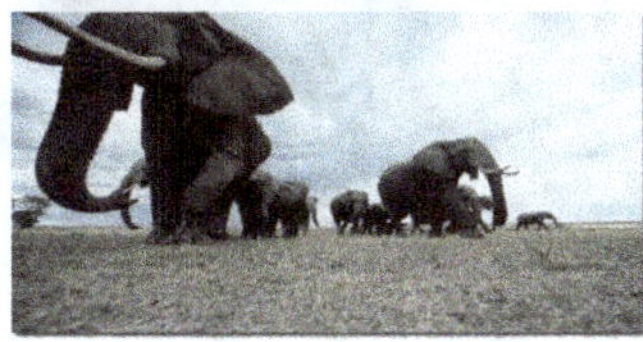
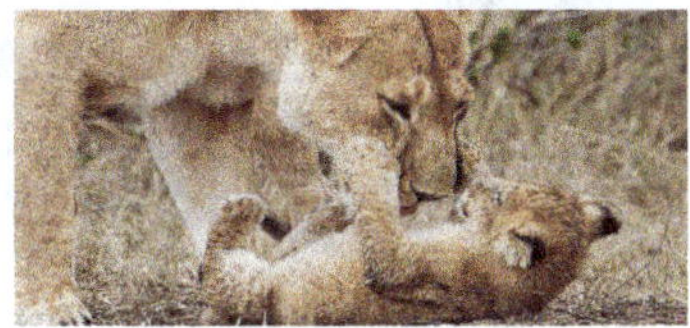

PRESENTES PARA AJUDÁ-LA A CRESCER: Animalzinho de estimação, colares e brincos, aulas de canto, cavalinho de brinquedo.

CARREIRAS PROVÁVEIS: Veterinária, ecologia, cuidado de idosos, turismo, engenharia florestal.

Qualidade: Humana   Necessidade: Viagens   Torna-se: Ecologista   Ideal: Unificadora

A menina número cinco é simbolicamente chamada de "a Compassiva".

Ela se caracteriza pelo sentimento de misericórdia e por uma aceitação dos outros que não admite julgamentos. Ela se sente impelida a ajudar os desamparados, a cuidar dos recém-nascidos e a proteger todos os seres vivos do planeta. A 1ª, a 3ª e 5ª filhas expressam-se pela dedicação.

Direcionada para fora, a filha nº 5 dirige a sua energia para o todo. Ela vai além da família e da comunidade, promovendo uma consciência e uma compreensão maior da unidade de todas as coisas vivas. Inspirada pela força, graça, inocência, beleza, contentamento e simplicidade das criaturas da Terra, ela nos oferece as chaves para a compaixão. Chegará o dia em que o sentido natural de unidade desta menina será respeitado por todas as nações.

Devido à sua tendência a ser uma líder natural, ela geralmente é chamada para resolver situações difíceis. Em seu modo natural, ela dá força e unidade social a muitos.

Ela é a personificação da unidade global e da paz. A sua presença na árvore familiar traz bênçãos à família que poucos podem acolher plenamente.

QUANDO HÁ MUDANÇA DE POLARIDADE:

 Quando uma filha nº 5 passa por uma mudança de polaridade, suas energias se internalizam e ela entra em contato com os sentimentos num nível mais profundo. Com essa polaridade, essa criança pode se tornar uma artista ou uma fotógrafa da vida selvagem cujas imagens tocam mansamente os corações de milhares, elevando-se a um nível superior de consciência.

UNIFICADORA / ELEMENTO DA NATUREZA: ANIMAIS / ANIMAL: ZEBRA
LIÇÃO: ACEITAÇÃO E HUMILDADE

CARACTERÍSTICA DA MENINA NÚMERO SEIS:

SÍMBOLOS DA NATUREZA: Neve, foca da Groenlândia, cisne, estrela ao amanhecer, flores, pássaros.

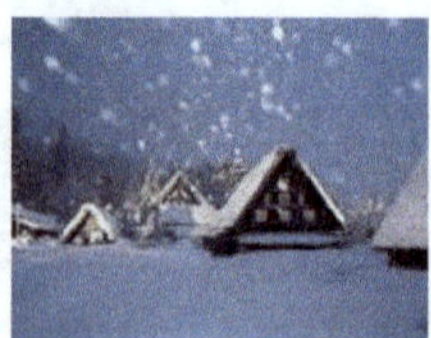
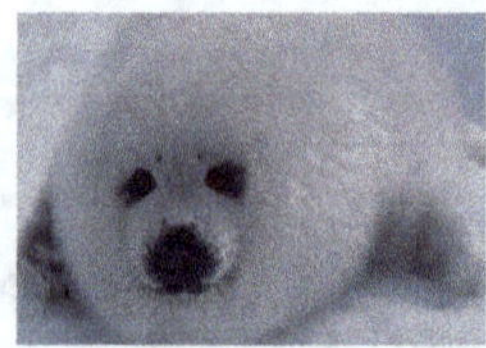
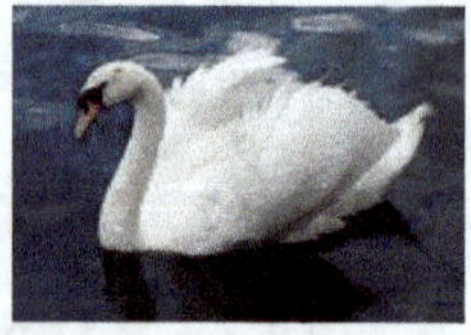

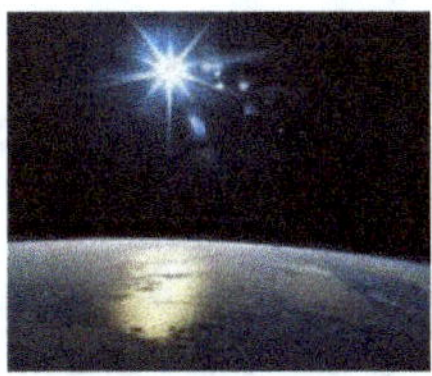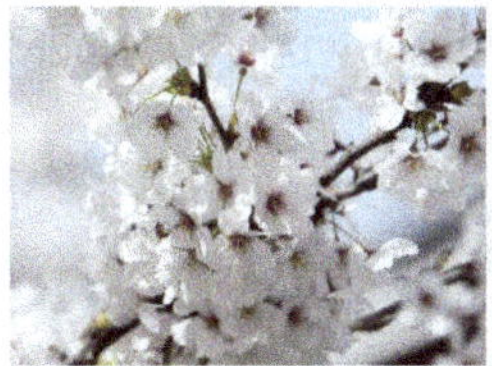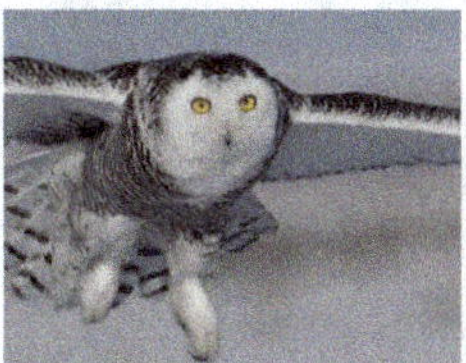

PRESENTES PARA AJUDÁ-LA A CRESCER: Espelho, violino, harpa, cristais, varinha mágica, imagens de anjos, globo terrestre, máquina de sorvete, patins de gelo.

CARREIRAS PROVÁVEIS: Teologia, Futurologia, Organizações, Sistemas.

Qualidade: Purificadora   Necessidade: Intuição   Torna-se: Presença   Ideal: Santidade
Essa menina nº seis é simbolicamente chamada de "a Princesa".

A capacidade da filha nº 6 de relacionar-se com o próprio espírito interior é verdadeiramente empolgante. Quando os que a cercam contribuem para aguçar-lhe a mente e a ensinam a aceitar todas as pessoas sem discriminação de raça, cor ou credo, ela abrirá o coração e, como um anjo, tocará as almas de todos os que encontrar. Como uma obra de arte rara, esta menina traz algo que todos nós podemos apreciar em nossa jornada da existência.

Ela caracteriza-se pelo distanciamento, mas pode também ter grande poder de concentração. Inteligância e criatividade fluem por essa criança. Em desequilíbrio ela pode se tornar exigente, arrogante ou fechada em si mesma. Ela precisa receber dos pais paciência, orientação espiritual e liberdade. Ela tem a rara combinação de razão e sentimento.

É muito raro o aparecimento de uma menina nº 6. Quando ela chega a sociedade passa por um renascimento de valores espirituais ou artísticos. A sua natureza é tão preciosa e pura que é difícil pessoas normais compreenderem quem ela realmente é.

QUANDO HÁ MUDANÇA DE POLARIDADE:
 Para esta criança, uma mudança de polaridade a direciona a um padrão energético semelhante ao da filha nº1. Ela orienta a sua criatividade para o lar, trazendo uma luz e um amor que preservarão a família para sempre.

PURIFICADORA / ELEMENTO DA NATUREZA: NEVE / ANIMAL: CISNE
LIÇÃO: RESPONSABILIDADE

VOCÊ VEIO NESTA VIDA PARA APRENDER TUDO SOBRE QUEM VOCÊ É!

<u>FATORES QUE INFLUENCIAM A ORDEM DO NASCIMENTO</u>

- **Número genético**
- **Número segundo o sexo**
- **Influência social**

NÚMERO GENÉTICO:

A primeira influência recebida por uma criança é a da posição genética, referente à posição da criança na linha de descendência do pai, isto é, o primeiro, segundo ou terceiro filho nascido do mesmo pai. E também é definida pelo sexo do primeiro filho desse pai.

Se um pai gera uma menina (nº1), todos os filhos subsequentes serão considerados "meninas", mesmo que alguns sejam do sexo masculino. Por exemplo: se um pai tem duas meninas e depois um menino, esse terceiro filho será considerado menina nº 3, embora ele seja um menino.

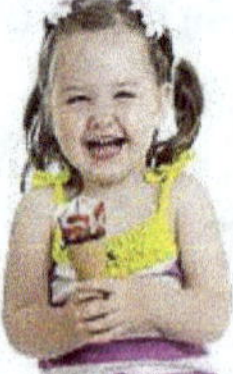
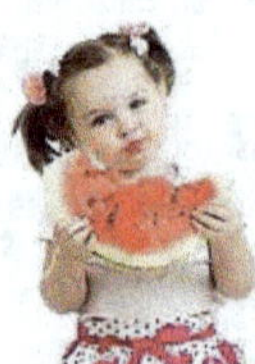
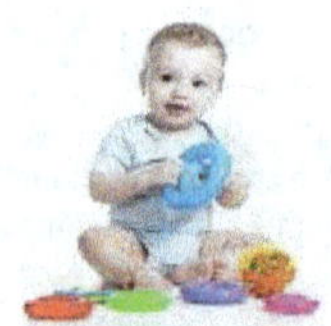

Menina nº 1   Menina nº 2   Menina nº 3 (nº genético)

Significa que as características dele são muito semelhantes às de uma menina nº 3. Naturalmente, ele expressará essa condição de modos mais viris, mas os traços básicos de caráter ainda o qualificarão como compassivo, orientado para a comunidade e com tendência para profissões das áreas da saúde ou da justiça.

Do mesmo modo, se o primogênito de uma família é um menino, todos os subsequentes seguirão as posições do menino. Assim, se o 2º filho for uma menina, ela será considerada como um menino nº 2, veementemente, orientada para o físico e voltada para fora.

Se um pai tem filhos num primeiro casamento e depois se casa novamente com outra mulher, os filhos que resultarem dessa segunda união continuam a linhagem dele e não da mãe. Por exemplo: um pai pode ter dois meninos com a primeira mulher e, mais três filhos com a segunda. A última criança é a terceira nascida da segunda mulher, mas ainda será considerada um menino nº 5.

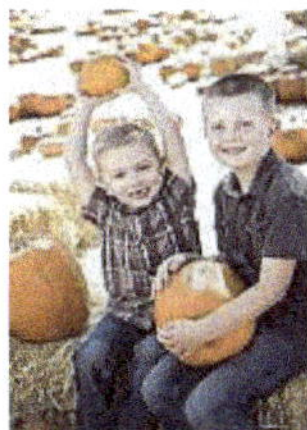
1º e 2º Menino

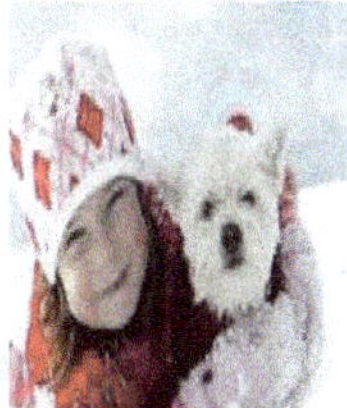
3º Menino

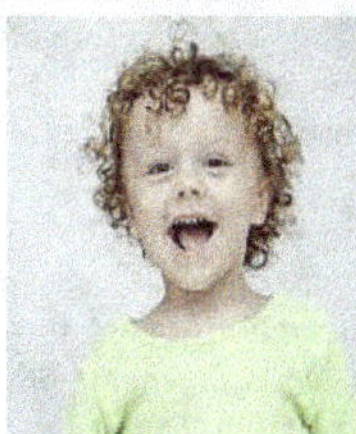
4º Menino

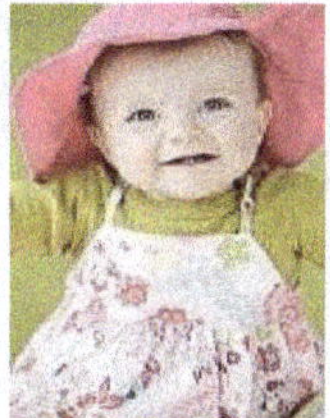
5º Menino

NÚMERO SEGUNDO O SEXO:

A segunda influência mais importante na compreensão das características de uma criança é o número segundo o sexo.

Embora o número genético seja fundamental e exerça maior influência, uma criança também será influenciada pelo número de crianças do seu próprio sexo. Isso significa que a primeira menina nascida numa família, mesmo que tenha nascido depois de meninos, irá também refletir as características de uma menina nº 1.

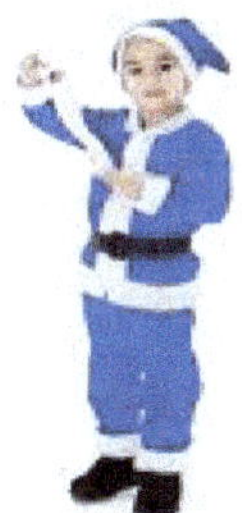
FLAVIO
Menino nº 1

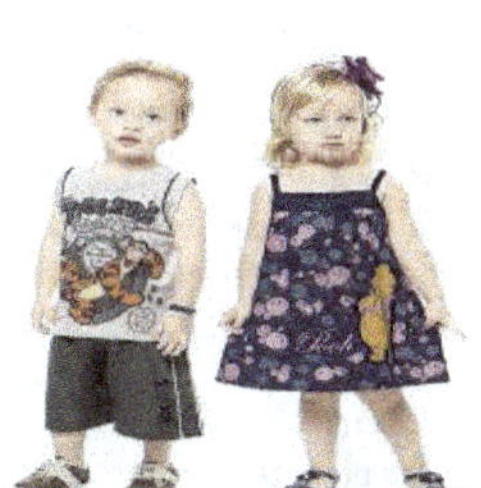
LUIZ
Menino nº 2

RENATA
Menino nº 3 (genético)
Menina nº 1 (segundo o sexo)

Nessa família, Flavio nasceu primeiro e tende a manifestar as características atribuídas a essa posição de "sonhador independente". Por ter uma sintonia melhor com a mãe, as relações com o pai podem ser de distanciamento.

O Luiz foi o segundo a nascer, depois de um menino (Flavio). Ele é o tipo "campeão", o atleta, o herói nos esportes, sendo bem---sucedido por sua determinação e agressividade. Ele pode ter um relacionamento sofrível com a mãe, preferindo apegar---se ao pai e fazer "coisas de homem".

Renata é a terceira criança nascida depois de um menino. Ela é a "raposa" ou o "mestre de xadrez", com uma mente ágil e viva. Entretanto, a influência secundária do seu número, segundo o sexo, diz que ela também será afetada por ser a primeira menina. Isso significa que ela será, essencialmente, uma "pequena mãe", muito esperta, que usará a mente e suas aptidões superiores e habilidades de egociação para aos poucos resolver problemas e curar a família.

A segunda menina numa família com meninos nascidos antes dela terá características secundárias de uma menina nº 2. Assim, no exemplo dado, a quarta criança (uma menina) gerada pelo mesmo pai é principalmente um menino nº 4. Essa criança nos alegrará e entreterá com histórias das suas aventuras com fadas do jardim e nos encantará com a sua imaginação.

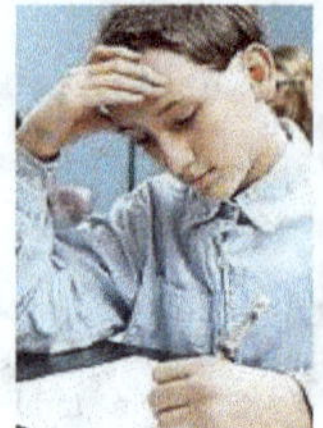

Menino nº 1

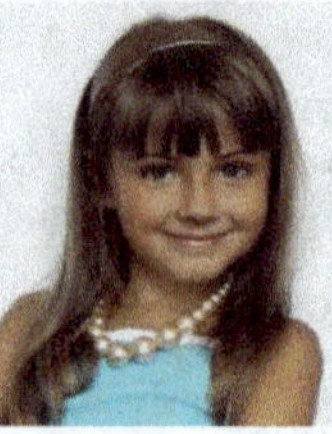

Menino nº 2

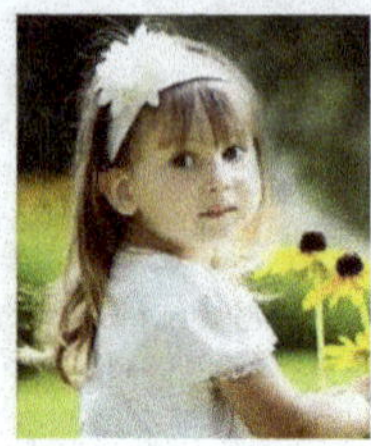

Menino nº 3
Menina nº 1

Menino nº 4
Menina nº 2

INFLUÊNCIAS SOCIAIS:

O terceiro fator que afeta uma criança é a dinâmica social. Para compreender a complexidade de uma família aplicando o método da Ordem de Nascimento, é preciso considerar as variações criadas por certos fatores ambientais e sociais. Esses fatores são os seguintes:

- Perda de um filho por:
    - --- Nascimento prematuro ou aborto
    - --- Parto de natimorto ou morte precoce
- Famílias mistas e adoções
- Avós ou outras presenças na casa

PERDA DE UM FILHO:

A perda de um filho por nascimento prematuro ou aborto precisa ser levada em consideração, especialmente se a gravidez ultrapassou 16 semanas. Natimortos ou mortes precoces também influem sobre todos os irmaos subsequentes.

Conte as crianças falecidas como se fizessem parte do número genético. Se um menino nº 2 faleceu na infância, a criança seguinte será um menino nº 3, mesmo que seja criado como um segundo filho.

FAMÍLIAS MISTAS E ADOÇÕES:

A vida de uma criança pode se alterar em função de alterações em situações familiares. Uma separação, ou um divórcio, novos casamentos, condição de meios---irmãos e adoções podem afetar as características associadas à posição de nascimento de uma criança.

Por exemplo: Uma mulher teve duas meninas no seu primeiro casamento. Fernanda, 12 anos, primeira menina. E Clara, 5 anos, segunda menina. Casou---se pela segunda vez com um homem que tinha um menino de um casamento anterior, Marcos, 13 anos. Nesse caso, o Marcos por ser mais velho do que as duas meninas do primeiro casamento, influenciará a mudança das características das duas meninas, passando elas a serem consideradas dessa forma: A Fernanda passa a ser o 2º menino e a Clara, o 3º menino seguindo a posição genética da linha do segundo pai.

Este impacto social não pode ser desconsiderado, pois mesmo que as meninas conservem as qualidades originais das suas posições de nascimento, agora passarão a assumr a influência secundária da nova posição social.

PRIMEIRA FAMÍLIA   **+**   **SEGUNDA FAMÍLIA =   FAMÍLIA MISTA**
1ª Menina   2ª Menina   1º Menino

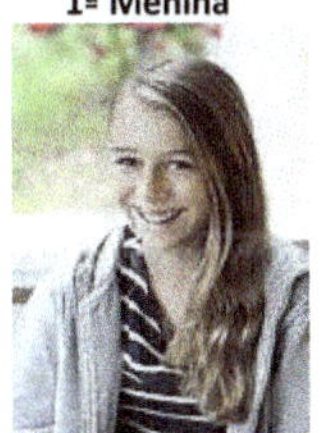

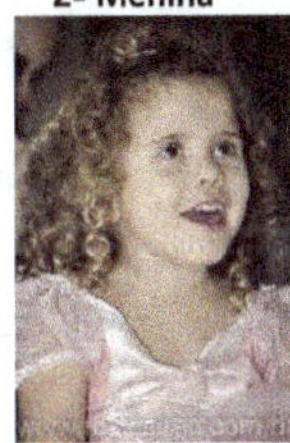

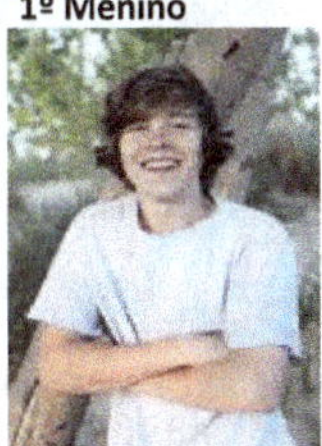

Fernanda 12 anos   Clara 5 anos   Marcos 13 anos
Menino nº 2   Menino nº 3   Menino nº 1

AVÓS OU OUTROS FAMILIARES NA CASA:
A influência social sobre uma criança não deriva somente de outros filhos, como na família mista ou com adoções. A presença de avós ou de hóspedes também altera a dinâmica familiar.

RELACIONAMENTOS COM OS AVÓS
Os avós têm a capacidade de se relacionar com os corações e as almas dos netos de uma forma impossível aos pais. A natureza indireta e feminina da mente de uma criança transforma os avós em candidatos perfeitos para ler histórias. A maciez inocente da voz de um avô ou avó é como uma chave inserida na fechadura da mente da criança. O melhor momento para reproduzir histórias é na hora de dormir.

O momento que antecede a hora de ir para a cama é o mais importante do dia para as crianças, é quando elas liberam o estresse do dia, é quando reforça os laços familiares e fortalece o caráter da criança. A primeira hora do sono de uma criança é uma hora especial, é quando a mente da criança está totalmente aberta à voz dos pais e dos avós.

Mesmo dormindo, a criança ouve, compreende e responde a palavras faladas, especialmente se procedem de alguém que a ama.

Devido a conflitos familiares ou à distância, algumas crianças nem chegam a conhecer os avós. No entanto, toda criança está inegavelmente ligada aos avós e bisavós, genética e energeticamente. A mente da criança conserva imagens dos seus avós, sejam elas vagas, belas ou desagradáveis.

Os avós têm sabedoria e experiência em abundância para oferecer aos netos. Eles podem contribuir para o seu desenvolvimento de muitas formas. Crianças gostam de receber atenção, de brincar, de ganhar presentes, e têm grande necessidade de serem tocadas, acariciadas. Principalmente até os dois anos de idade, beijos e carinhos nunca são demais. O toque estimula, reanima e aumenta a consciência mental e física da criança. O avô ou avó possuem a arte de dar amor conscientemente.

Existem três principais instrumentos de amor que um avô ou avó pode usar para promover o desenvolvimento de suas almas, mentes e corpos, trazendo mais luz e paz às suas famílias.

- Oração
- Consciência
- Histórias (verdadeiras, fictícias e contos de fadas).

Esses recursos são os mais eficazes para chegar à natureza interior da criança. Os avós têm uma natureza inocente que se harmoniza com a candura das crianças. Os avós podem facilmente entrar em contato com pontos mais sutis, invisíveis, no interior da criança e estimulá---los. Como soldados, os avós montam guarda com orações contra a volta de padrões negativos na árvore familiar.

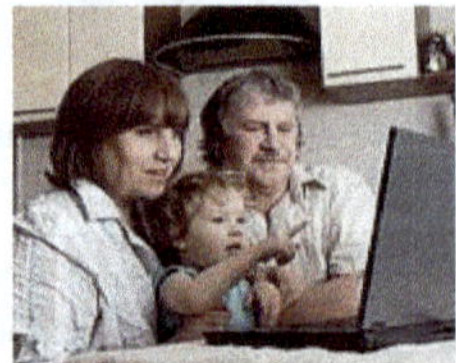 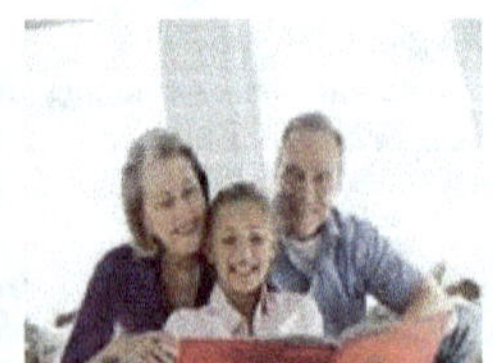 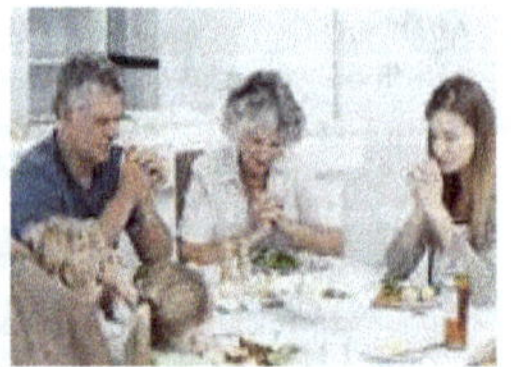

MAS RECONHEÇAMOS QUE NEM TUDO SÃO FLORES...QUANDO ESSES ANJINHOS APRONTAM...COMO FICA O CORAÇÃO DOS AVÓS?

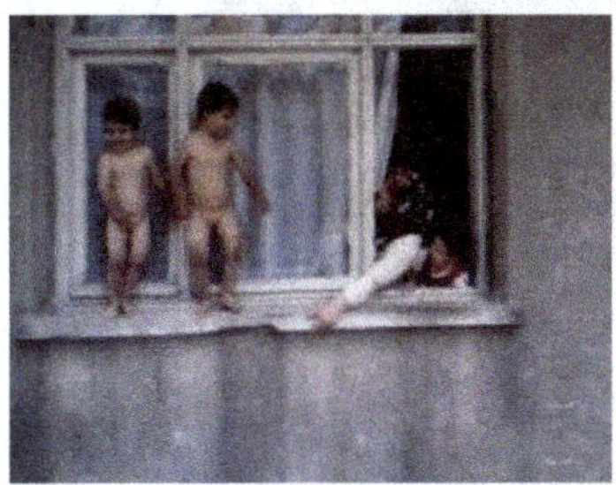

Então, com a orientação consciente e com histórias, eles constroem uma base sólida para preservar a pureza espiritual da criança. Enquanto os pais ou avós contam uma história, sua voz suave emite uma sequência rítmica de imagens para a área simbólica da mente infantil. O movimento dessas imagens ativa os padrões não resolvidos do corpo e da mente.

Estudos revelam que a repetição da história aos poucos dissolve os padrões e pressões que eles criam. Os antigos medos são processados e liberados. Nas histórias infantis, o medo é frequentemente expresso como uma bruxa malvada. Quando a bruxa morre na história, a mensagem implícita para a criança é a de liberação do medo associado ao seu simbolismo.

Geralmente, em torno dos sete anos, acontece um processo natural de amadurecimento, é quando a criança começa a proteger a si mesma conscientemente.

A união de corações entre uma criança e um avô ou avó toca áreas no interior da criança a que ninguém mais tem acesso. A natureza do amor entre avós e netos é o reconhecimento, o respeito e o acalento. A narração de histórias constrói pontes entre avós e netos, revelando e aprofundando a relação atemporal entre eles.

> NUNCA TENHA CERTEZA DE NADA, PORQUE A SABEDORIA COMEÇA COM A DÚVIDA.

RELACIONAMENTO ENTRE PAIS E FILHOS
SEGUNDO MÉTODO RAYID:

AS CRIANÇAS, A FAMÍLIA E A TRANSFERÊNCIA GENÉTICA:

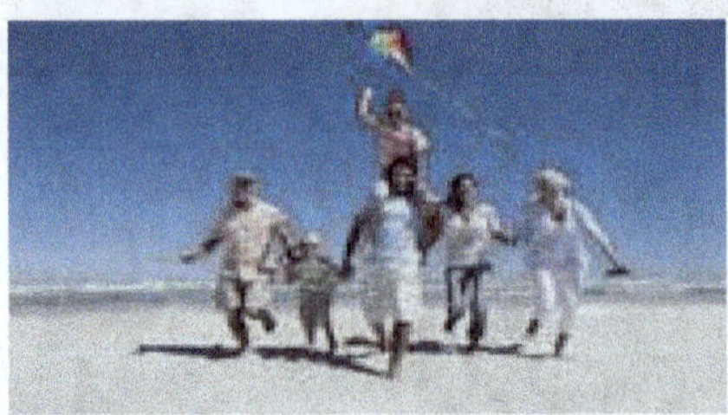

A maioria das dificuldades pessoais, bem como problemas de relacionamento são resultados de confusões no sistema familiar. A unidade familiar proporciona a maior oportunidade para o equilíbrio da pessoa. Os efeitos de experiências traumáticas vão se refletir por muitos e muitos anos, os quais são a consequência de ações e pensamentos acumulados e advindos de gerações anteriores. Estes se tornam hábitos que vão se repetindo numa espiral interminável.

Um simples hábito pode ser transmitido para três gerações futuras. Ele pode ficar submerso por uma ou duas gerações, e ressurgir com grande impacto na forma de hábito compulsivo.

A nossa personalidade é formada por centenas ou milhares de transferências genéticas funcionando ao mesmo tempo, é a soma de todos esses padrões provindos do lado paterno e do lado materno.

As famílias são uma rara oportunidade para se alterar o padrão recebido das gerações passadas; elas são uma promessa que a vida terá continuidade.

Expressamos o amor quando nos dedicamos ao outro aceitando como ele é, e quando sentimos como dor aquilo que fizemos de mal para o outro.

A família como todo sistema tem sua hierarquia que deve ser seguida para que a ordem seja mantida. A hierarquia é a ordem da paz e está a serviço da paz na família e no grupo. Os pais têm precedência em relação aos filhos, o primeiro filho tem precedência em relação ao segundo, e assim por diante. Quando esse segundo filho cria sua própria família, nela assume imediatamente junto com seu (a) parceiro (a), a posição de primeiro lugar.

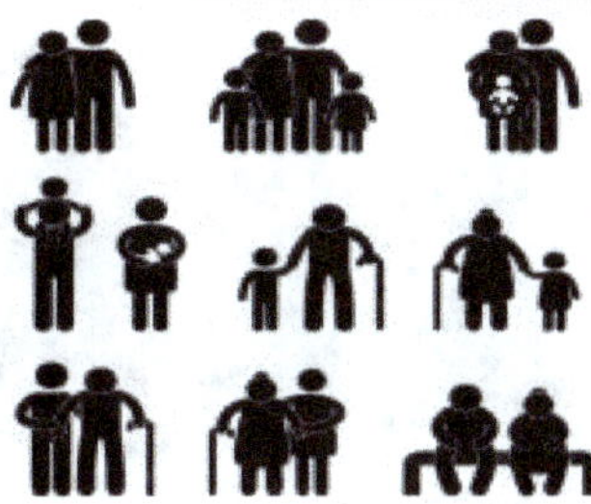

A hierarquia é violada quando alguém que veio mais tarde quer assumir uma posição superior àquela que lhe cabe dentro da hierarquia familiar.

Numa família harmônica, os limites são claramente definidos: o casal protege sua intimidade; pais e filhos mantêm limites necessários e flexíveis; os irmãos terão suas próprias limitações respeitando---se a hierarquia. Todos estão em ressonância com todos, numa ordem que não pode ser mudada. Começa com o respeito do homem por seu pai e da mulher por sua mãe. Quando os filhos não respeitam os seus pais, não conseguem estabelecer um vínculo com um parceiro.

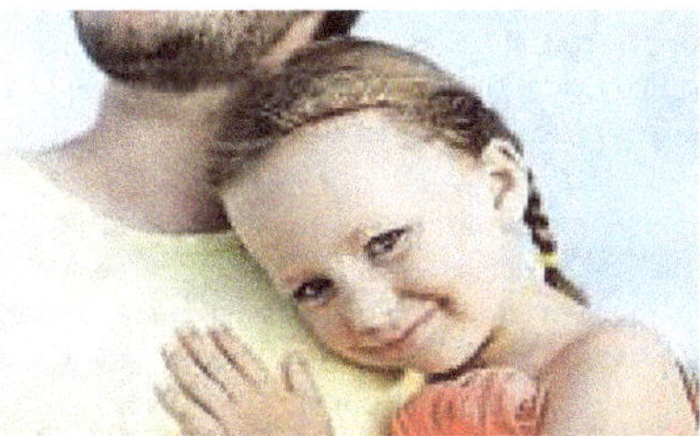

"Filhinhas do papai" já têm o seu homem (o pai) e não precisam de nenhum outro. Para que a mulher se torne capaz de ter e respeitar outro homem, tem de se colocar ao lado de sua mãe como menor do que ela. O mesmo vale para os homens em relação ao pai.

Os pais devem ser sempre reverenciados pelos filhos; estes devem oferecer a eles o seu sucesso com gratidão. Essa atitude vai permitir que a pessoa desfrute da vida, aceitando---a como ela é.

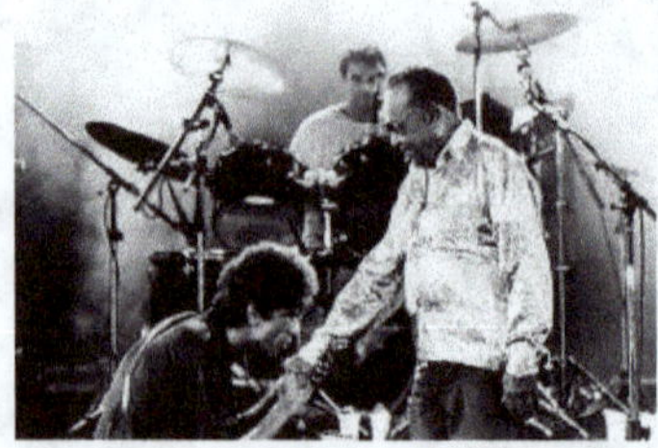
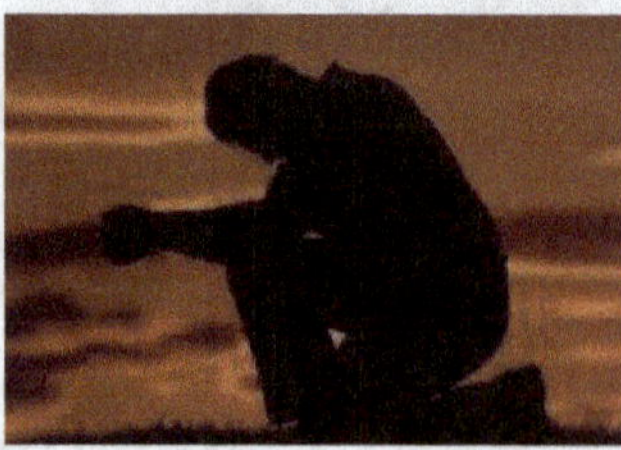

A mais importante dívida de lealdade familiar é a que cada filho deve ter por seus pais pelo amor, cuidados que recebeu desde o nascimento até o momento de se tornar adulto. A maneira de quitar sua dívida é transgeracional, dar aos seus filhos o que recebeu de seus pais.

Mas muitas vezes um sentimento de lealdade à família de origem, impede uma pessoa que veio de uma família humilde e prosperou na vida, de usufruir o que conquistou, por sempre se sentir em dívida com os que ficaram para trás, sentindo---se não merecedora e desvalorizada provocando crises depressivas e de agressividade.

Pode ocorrer uma inversão desta hierarquia quando os filhos ainda com pouca idade se tornam pais dos seus pais, e nesse caso, dificilmente essa pessoa vai "realizar a sua vida". Uma estrutura de relacionamento triangular sempre causará tensões, podendo ser chamada de "triângulo perverso". Onde manifestações indesejáveis como violência e outros comportamentos sintomáticos podem provocar a dissolução do sistema.

Se um pacto ocorrer entre duas pessoas que se encontram em níveis distintos, como mãe e filho, por exemplo, se colocando contra o pai ou o excluindo, vai manter a instabilidade do sistema. Assim, a autoridade do pai (ou da mãe) excluído da coalizão é repelida e a autoridade do genitor favorito passa a depender do apoio da criança. Isso torna a criança "grande" e os pais (inclusive o favorito) "pequenos", impedindo dessa forma de manter a disciplina. E nessa confusão de poder dificilmente haverá algum acordo naquilo que qualquer membro dessa família diga ou faça.

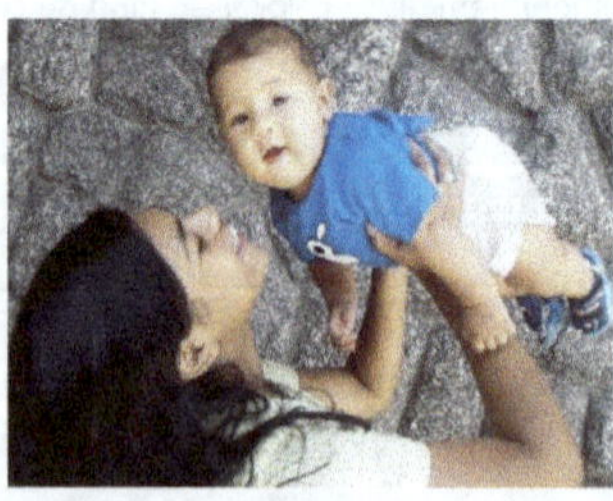
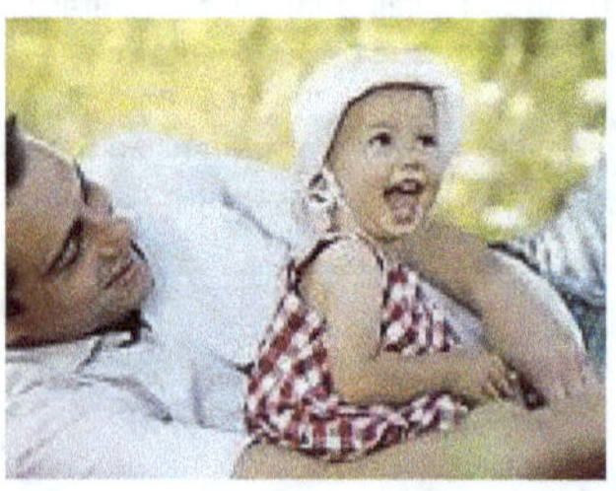

Criar uma criança depende do elo que existe entre o pai e a mãe. Uma criança concebida e educada sob condições de antagonismos, dúvidas ou traumas terão seus alicerces rachados. Os atos de amor, aceitação e paciência dos pais ajudam a criar indivíduos estáveis e seguros. O elo entre os pais vai afetar diretamente a personalidade da criança.

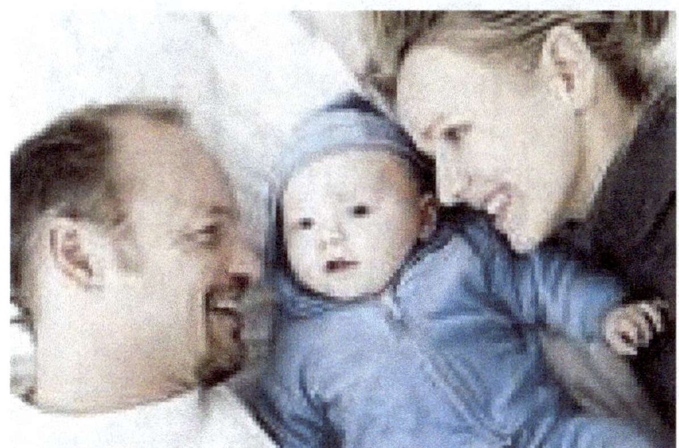

Se o relacionamento da criança com o pai não é bom, ele bloqueia uma parte das funções do hemisfério esquerdo do seu cérebro e aumenta a dependência das funções do hemisfério direito. Quando o relacionamento com a mãe não é bom, acontece o contrário: o hemisfério esquerdo se torna mais ativo. Qualquer uma dessas duas situações é espelhada na opção que a criança faz de palavras, gestos, ficando registradas em seus olhos. E também será determinante no tipo de relacionamento que a criança se sentirá atraída quando adulta.

Por isso devemos policiar nossos pensamentos e comportamentos, pois eles irão se refletir nas gerações futuras, tornando---se realidade no amanhã. A nossa maior tarefa é identificar esses padrões e procurar muda---los para obtermos harmonia e equilíbrio.

E aí reside a importância dos pais compreenderem as características que cada filho traz consigo, tanto pela ordem de nascimento, quanto pelas herdadas do lado materno e paterno. Desta forma estarão contribuindo para a formação de uma geração melhor que irá se refletir por tantas outras.

<u>A LEI DA ATRAÇÃO E OS RELACIONAMENTOS ENTRE CASAIS:</u>

A lei da atração funciona exatamente como funciona a gravidade no mundo físico.

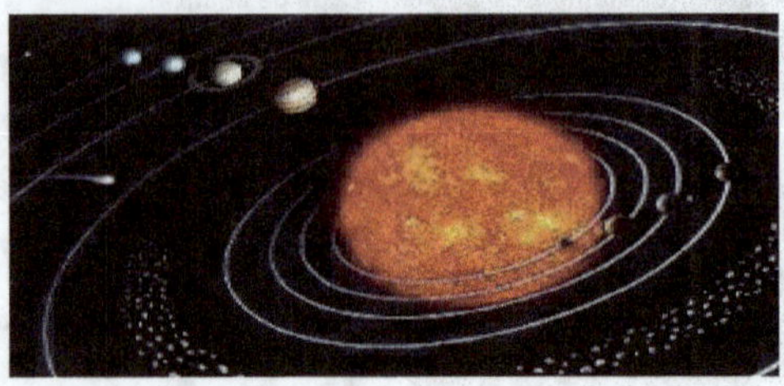

A lei da atração define o relacionamento entre o mundo físico e o não físico. Ela descreve a influência do pensamento sobre a matéria e o inter---relacionamento das dimensões espiritual, mental e física.

A lei da atração junta as famílias, os amigos e os que se amam na busca de um objetivo em comum. Os pensamentos, sentimentos e atitudes atraem para nós determinadas experiências sociais e físicas que nos proporcionam algumas lições. A maneira como lidamos com a menor das lições afeta o nosso corpo físico. Um simples fato de bondade ou um pensamento violento pode afetar a todos.

A lei da atração une as metades opostas, e essas são os padrões complementares que estão nos relacionamentos.

- Os opostos físicos se atraem
- Os opostos mentais se atraem
- As lições semelhantes se atraem

Num relacionamento normal, o homem e a mulher se sentem atraídos um pelo outro. Um tem a predominância do hemisfério esquerdo, o outro, do hemisfério direito; um é analítico, outro é emocional, um tem as dificuldades do lado paterno, o outro, do lado materno.

O que ocorre no seu interior é um reflexo direto do que está acontecendo a sua volta. O método Rayid procura definir o processo do relacionamento que a pessoa tem com a vida. O resultado acumulado de gerações desse inter---relacionamento é revelado pela íris.

**PADRÕES BÁSICOS DE RELACIONAMENTOS
SEGUNDO O MÉTODO RAYID:**

NOS RELACIONAMENTOS MAIS COMUNS:
- JÓIA e FLOR se atraem.
- CORRENTE e AGITADOR se atraem.
- INTROVERTIDO e EXTROVERTIDO se atraem.
- HEMISFÉRIO ESQUERDO e HEMISFÉRIO DIREITO se atraem.
- DOR atrai DOR

São cinco os padrões básicos de relacionamentos que iremos estudar um a um. São eles:
- PADRÃO DOS COMPLEMENTOS
- PADRÃO DOS CORAÇÕES SOLITÁRIOS
- PADRÃO DOS SEMELHANTES
- PADRÃO DO AMOR E ÓDIO
- PADRÃO DE MUDANÇA

PADRÃO DOS COMPLEMENTOS:

Mulher com predominância do hemisfério direito do cérebro.

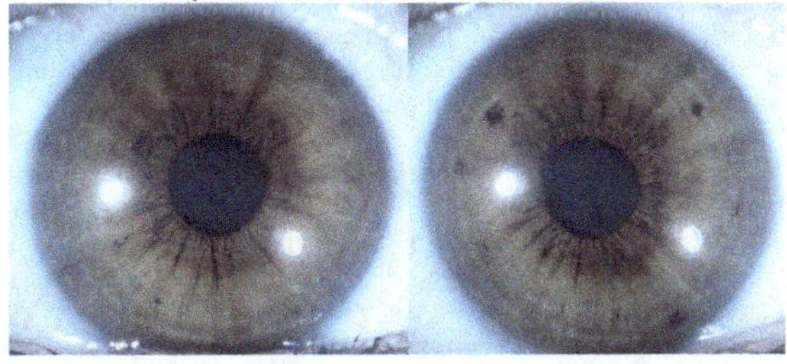

Homem com predominância do hemisfério esquerdo do cérebro.

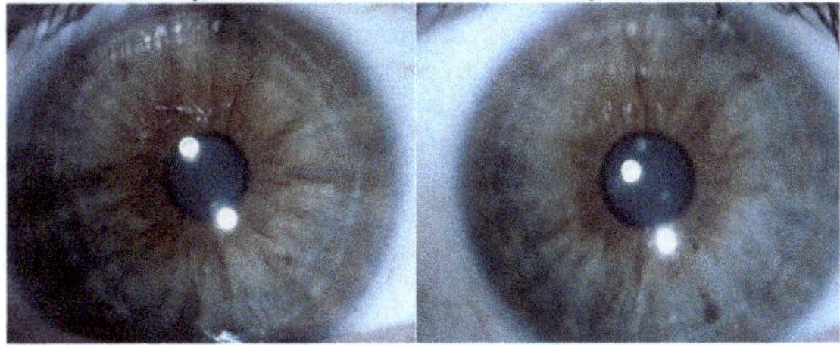

O relacionamento entre mulher com predominância de hemisfério direito e homem com predominância do hemisfério esquerdo, independente das suas estruturas constitucionais básicas, podem ser particularmente desafiantes. Ambos os parceiros têm dificuldades com o sexo oposto.

No caso da mulher "Jóia" com predominância do cérebro direito e o homem "flor" de cérebro esquerdo, o relacionamento pode funcionar desde que cada um siga uma carreira diferente. O homem "flor" de bom senso não deve criticar nem debochar a respeito da escolha da carreira às vezes "diferente" da mulher.

Por outro lado, a mulher "jóia", sábia, permite ao seu homem "flor" ser o que ele escolher, sem tentar melhorá---lo, a não ser que sua opinião seja pedida. Ela tem a sabedoria e ele a força criativa. Ela a grande montanha e ele o belo lago. Para o máximo de sucesso no relacionamento ambos precisam manter a sua integridade como dois seres distintamente diferentes honrando a energia que flui entre eles.
Esses tipos opostos buscam no outro algo que está ausente no parceiro. Neste também se encontra o estado de "paixão". O amor é o fluxo natural gerado pelo movimento dos opostos no sentido da união, levando ao estado de perfeição ou de complemento do todo.
Os complementos são formados pela atração natural que os diferentes tipos de personalidade sentem uns pelos outros. A estranha necessidade de unir os opostos é universal.

Depois de algum tempo os parceiros começam a se parecer um com o outro, ou apenas um começa a ficar parecido com o outro. Nesse ponto o relacionamento pode ser rompido ou a atração natural que os uniu ser alterada. Nos relacionamentos muito fortes, os parceiros podem investir uma vida inteira transformando com alegria um ao outro.

Existem relacionamentos complementares extremados com padrões completamente opostos e que mesmo assim conseguem manter o relacionamento. Cada um encontra algum prazer e estímulo nos traços da personalidade do outro. O padrão se torna mais visível quando um fala muito alto e o outro é silencioso, ou quando um é analítico e o outro, emocional.

Às vezes, a energia gerada pelos opostos é mais forte do que eles podem tolerar e é preciso uma pausa. Na maioria dos casamentos isso acontece naturalmente.

Os relacionamentos complementares funcionam melhor quando se deixam sintonizar com os fluxos naturais da vazante e da enchente, como acontece com as marés.

PADRÃO DOS CORAÇÕES SOLITÁRIOS:

Predominância feminina do hemisfério direito.

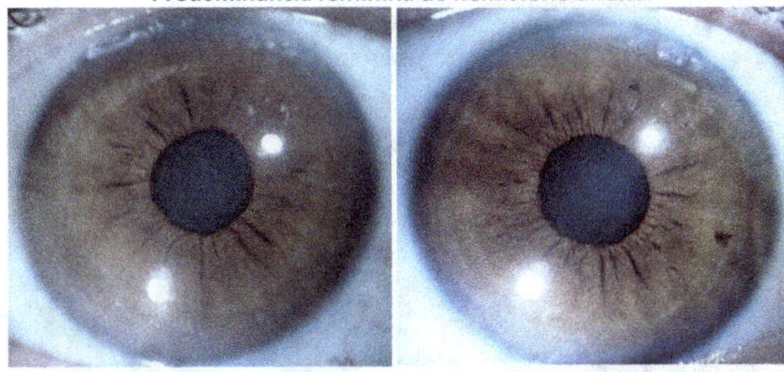

Predominância masculina do hemisfério esquerdo

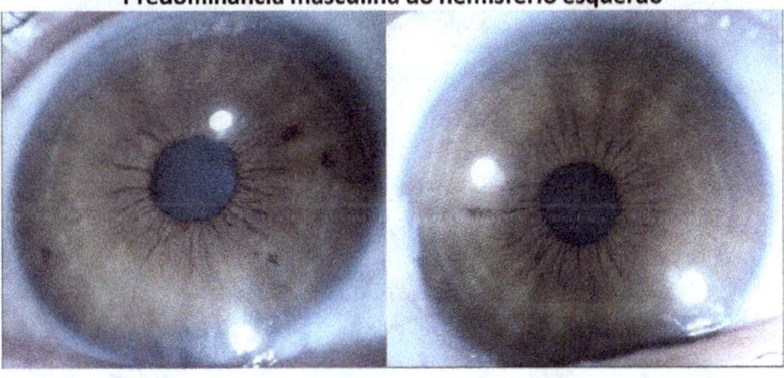

Esse padrão é caracterizado tanto pela predominância feminina do hemisfério direito (mãe) como pela predominância masculina do hemisfério esquerdo (pai), ambos com dificuldades em relação ao sexo oposto.

Pessoas que desejam profundamente um relacionamento duradouro, mas parecem incapazes de atrair ou manter um. Normalmente esse padrão característico vem da família e é levado por anos em contatos sociais fora da família. É um dilema tocante.

Para a mulher com predominância do H. D., esse padrão começa com um pai ou irmão violento. O ressentimento ou ódio que se desenvolve impede que ela se ligue a outros homens. Pela lei da atração, ela vai atrair um homem que tenha relacionamento difícil com as mulheres.

Eles se sentem atraídos um pelo outro, mas é raro surgir a oportunidade para o relacionamento decolar. Isso pode ser muito frustrante, e a pessoa que o tem é muito solitária. Porque exatamente o que poderia curá---la lhe é negado.

Para romper o velho padrão e estabelecer um novo, mais satisfatório, essa pessoa deve superar o ressentimento e a dor de lembranças cheias de amarguras. Assim sendo, poderá ocorrer uma ligação mais profunda que o normal em um relacionamento.

As lições a serem aprendidas são: ter paciência e confiança, e saber perdoar. Caso contrário essas pessoas permanecerão com os corações solitários para sempre.

PADRÃO DOS SEMELHANTES:
Estrutura básica da íris das duas pessoas é quase idêntica.

PAR FEMININO --- MULHER JÓIA OU GEMA

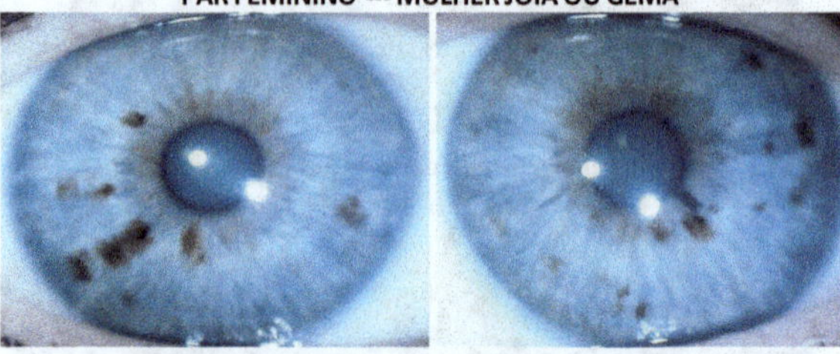

PAR MASCULINO – HOMEM JÓIA OU GEMA

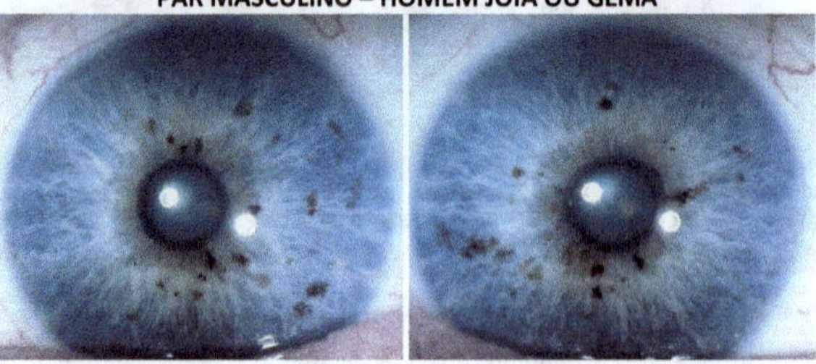

Embora seja incomum, esse padrão talvez seja o mais fácil de identificar. Essa semelhança na estrutura básica das íris indica a probabilidade de que o casal tenha muitos gostos e aversões em comum. Ficando a lei dos opostos de lado, e o casal, agindo como uma só unidade sente---se atraído pelos mesmos padrões de comportamento. Este se estende pelos maneirismos pessoais e até pelo mesmo interesse em amigos.

A principal vantagem é o companheirismo. Eles passam boa parte do tempo vivendo e trabalhando bem perto um do outro. Sentem atração pelas mesmas experiências e prazer no companheirismo do parceiro. É muito gratificante.

Às vezes o relacionamento pode precisar de um estímulo externo para criar o equilíbrio. Se o ritmo dos parceiros é perturbado pode haver muita dificuldade.
Esse padrão existe em menos de dez por cento da população.

PADRÃO DO AMOR---ÓDIO:

Mulher com predominância do H.E com ressentimento no olho predominante.

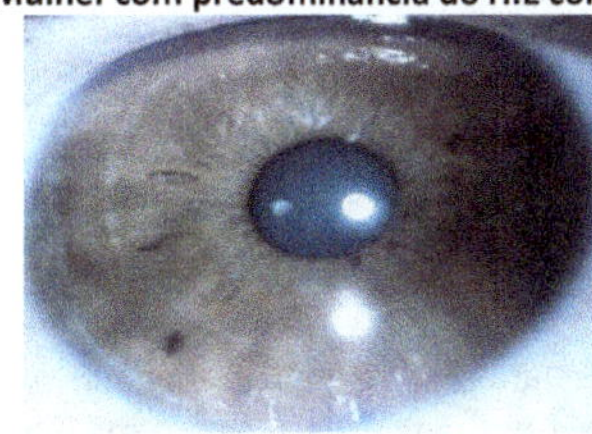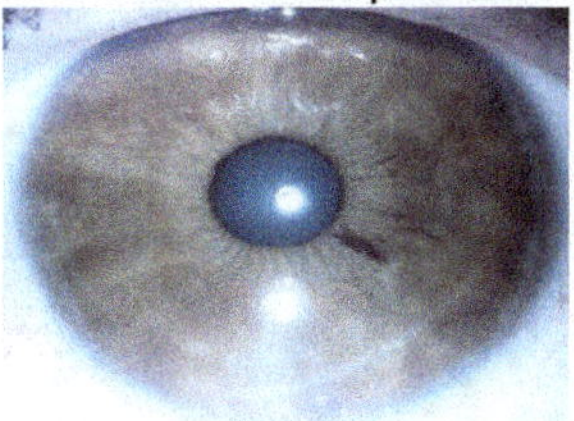

Homem com predominância do H.D. com ressentimento no olho predominante

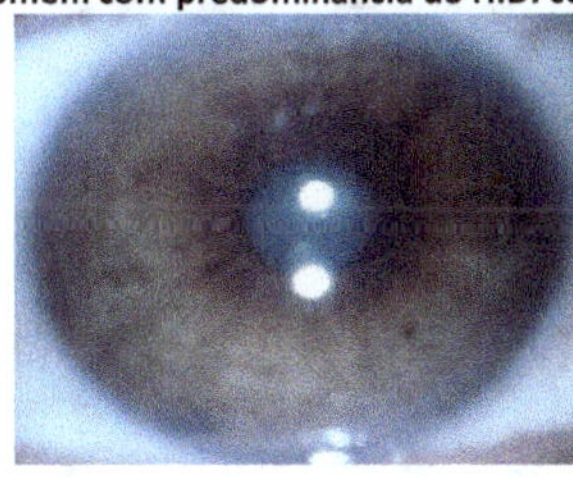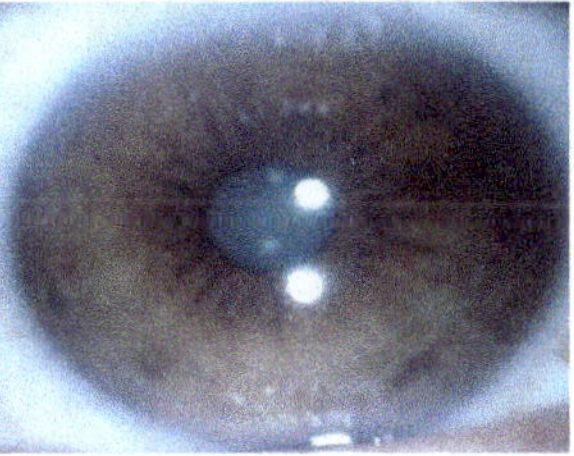

O relacionamento baseado no amor e ódio é um dos padrões mais difíceis de entender plenamente. O ritual de atração---repulsa que não termina jamais parece uma forma torturante de viver. Contudo, algumas pessoas parecem gostar da excitação proveniente de uma explosão violenta, seguida da paixão da reaproximação.

Neste relacionamento é bastante normal quebrar pratos, atirar abajures ou bater portas. Os atos de violência parecem apenas reforçar a paixão da reconciliação.

É um processo terrível de se ver.
O exemplo mais vigoroso desse padrão ocorre quando mulheres com predominância do hemisfério esquerdo encontram homens com predominância do hemisfério direito e ambos têm raiva ou ressentimento no olho predominante. A predominância do H.E. na mulher significa que ela tem um relacionamento mais íntimo com seu pai e, assim um relacionamento mais íntimo com os homens em geral. O homem com predominância do H.D. tem um relacionamento mais próximo com mulheres. Este é o padrão que os reúne e faz com que voltem sempre para pedir mais.

A atração os une e a dor da raiva ou do ressentimento no mesmo hemisfério os separa.

O processo de amor e ódio será repetido interminavelmente até que sua verdadeira raiz seja descoberta. Essa raiz está enterrada bem no fundo dos padrões de relacionamento com a mãe ou o pai dominador.

O padrão que mantém o casal em guerra mútua é o ressentimento em relação aos homens, da mulher com predominância do H.E., e o ressentimento que o homem com predominância do H.D. tem para com as mulheres.

PADRÃO DE MUDANÇA

Embora as estruturas físicas dos padrões de mudança e do padrão amor---ódio sejam quase idênticas, as formas de sua expressão no comportamento são outra história.

O padrão amor---ódio vai e volta no relacionamento com o pai ou mãe predominante. Ao passo que o padrão de mudança em geral produziu um rompimento definitivo. Em consequência desse rompimento, o verdadeiro padrão da mudança também mudou o hemisfério predominante do cérebro. As tendências comportamentais do padrão de mudança agora refletem todos os hábitos do novo hemisfério predominante. Por exemplo, uma pessoa com a predominância do H.D. normal é calma e um pouco desleixada; quando essa pessoa passa para uma predominância do H.E., o reflexo é mostrar---se agitada e compulsivamente ordeira.

Feita a mudança, o comportamento torna---se extremado. Determinar o padrão de mudança na íris é bastante difícil. Ele tem todos os mesmos padrões visuais da estrutura amor---ódio. A única diferença mais visível talvez seja uma área maior de raiva ou ressentimento no olho predominante ou maior intensidade de cor na parte de cima do olho não predominante.

A única maneira de realmente determinar se houve mudança é fazer perguntas ou verificar se o comportamento não está em desacordo com a interpretação. O que seria, por exemplo, a pessoa ter o olho esquerdo evidentemente predominante, mas em geral dormir sobre o lado direito do corpo.

A lei dos opostos que se atraem é a mesma para as trocas. Em geral, essas pessoas também atraem outras que fizeram uma troca. É preciso muita energia emocional para mudar. Os benefícios conquistados pela mudança podem finalmente levar a pessoa ao equilíbrio.

> *A ESSÊNCIA DO CONHECIMENTO*
> *CONSISTE EM APLICÁ---LO, UMA VEZ POSSUÍDO.*
>
> *Confúcio*

- JOHNSON, D. O Olho Revela --- Uma Introdução ao Método Rayid de Interpretação da Íris. Ed. Ground--- 2ª edição.

- JOHNSON, D. & Cuffe E. – A Árvore Familiar – Como a Ordem do Nascimento define a personalidade do seu filho. Ed. Ground --- 2002

- BATELLO, C. Método Rayid--- Uma Nova Maneira de Ver a Íris dos Olhos. Ed. Cartex--- 1ª edição – 2009

- BATELLO, C. Psicoiridologia Jung e o Método Rayid. Ed. Cartex--- 1ª edição – 2009

- KHALSA, S. G. – Iridologia Integrada A Ciência e a Arte da Revelação do Holograma Humano. Ed. Madras--- 2006

- Compilação dos Anais – I Congresso Brasileiro de Iridologia Bernard Jensen – 1992.
  II Congresso Brasileiro de Iridologia Denny Johnson – 1994.
  III Congresso Brasileiro de Iridologia Celso Batello – 1996
  IV Congresso Brasileiro de Iridologia Arnaldo Gauer – 1998

- PINHEIRO, J. M. – Aplicação dos Florais de Bach na Iridologia Método Rayid. Monografia do Curso de Formação em Florais de Bach – Ministrado por Lucia Almeida Furtado – 2000.

- AUGUSTO, A.& VALVERDE, R. Iridologia e Florais de Bach. Ed. Ground--- 2ª edição.

- BACH, E. A Terapia Floral--- sua filosofia, pesquisas, remédios, vida e obra. Ed. Ground--- 7ª edição.

- BATELLO, C. Iridologia e Irisdiagnose--- O Que os Olhos Podem Revelar. Ed. Ground--- 1ª edição.

- BATELLO, C. Iridologia Total--- Uma Abordagem Multidisciplinar. Ed. Ground.--- 1ª edição.

- MONARI, C. Participando da Vida com os Florais de Bach--- uma visão mitológica e prática. Ed. C. Roka Ltda--- 3ª edição.